HEILEN IST EINFACH

von Gisela Friebel – Dr. med. Klaus Hoffmann

Heilen ist einfach

von

Gisela Friebel,
Dr. med. Klaus Hoffmann

VIER FLAMINGOS VERLAG
RHEINE

Osnabrücker Straße 252, W-4440 Rheine
1. Auflage 1990

Umschlaggestaltung: Friebel, Dr. Hoffmann, Greiser-Druck
Druck und Bindung: Ebner Ulm
Printed in Germany
ISBN 3-928306-00-6

Was ist der Mensch?

Die Erde, aus der der Mensch geformt, wurde durch das Wasser zusammengeleimt, und Gott sandte in dieser Gestalt den Lebenshauch aus Feuer und Luft. Weil die menschliche Gestalt aus Erde und Wasser war, wurde durch das Feuer dieses Lebenshauches die Erde zu Fleisch und durch seine Luft das Wasser, durch das die Erde zusammengeleimt wurde, zu Blut.

Als Gott Adam erschuf, umstrahlte der Glanz der Göttlichkeit die Erdmasse, aus der er erschaffen wurde, und so zeigte sich diese Erde nach ihrer Formgebung äußerlich in den Konturen der Gliedmaßen, war aber im Innern hohl. Da schuf Gott auch im Innern derselben Erdmasse das Herz, die Leber, die Lunge, den Magen, die Eingeweide, das Gehirn, die Augen, die Zunge und seine übrigen inneren Organe.

Die Elemente sind im Menschen, nämlich das Feuer, die Luft, die Erde und das Wasser, und sie wirken mit ihren Kräften in ihm und umkreisen ihn bei allem, was er tut.

Das Fleisch des Menschen kommt von der Erde und besitzt eine kalte Feuchtigkeit, aber das Blut erwärmt es. Wenn es von ihm nicht erwärmt würde, würde es wieder zu Lehm werden, der es früher einmal war.

(Hl. Hildegard von Bingen)

So fing alles an

"Frau Friebel, warum schreiben Sie und Dr. Hoffmann nicht ein Buch über die Erfahrungen die Sie mit der Heilerde gemacht haben? Das wäre wirklich eine feine Sache. Man kann es dann immer wieder nachlesen und würde nichts mehr falsch machen."

Diese und ähnliche Sätze bekam ich immer wieder zu hören. Anfangs wehrte ich mich noch sehr stark. Ein Sachbuch zu schreiben erfordert nämlich sehr viel Arbeit.

Tag für Tag muß ich immer wieder bestimmte Dinge über die Heilerde am Telefon erklären, warum sie gut ist und wieso man sie nehmen soll; auch bei den Vorträgen werden wir immer wieder ausführlich danach befragt. Das nervt auf Dauer schon. Wir möchten viel lieber die Zeit für andere Informationen gebrauchen, als mühsam immer wieder dasselbe zu erklären. Deswegen haben wir uns dann eines Tages doch dazu entschlossen, dieses Buch zu schreiben.

Freunde sagten mir dann sofort: "Aber warum denn? Es gibt doch schon eine Menge Bücher über die Heilerde zu kaufen. Wieso wollt ihr noch eins hinzufügen? Ist das nicht nun wirklich überflüssig?"

Selbstverständlich haben wir uns dann sofort alle Bücher besorgt und sie eingehend studiert. Es stimmt in der Tat, es gibt wirklich eine Menge Bücher über die Heilerde. Doch zum Teil sind sie sehr kompliziert beschrieben, oder sie enthalten doch nicht das, was wir an Erfahrungen gesammelt haben.

Außerdem sind sie alle sehr "trocken" geschrieben. Sie geben also keinen Anreiz, sich daran zu halten. Ich selbst habe mich ja seinerzeit nach einem uralten Buch gerichtet. Es war voller Leben geschrieben worden. Sozusagen mit Herzblut. Man konnte die Qual und die Suche nach dem richtigen Weg des Autors voll nachempfinden.

Wir wünschen uns jetzt inbrünstig, daß uns dies ebenfalls gelingen möge, Ihnen lieber Leser, ans Herz zu legen, wie wichtig dieses Thema für Sie sein sollte. Wenn Sie es nämlich richtig erkennen, werden Sie in Zukunft ein wundervolles Mittel an der Hand haben, um sich gesund zu erhalten oder wieder gesund zu machen.

Wieder einmal mußte ich mich tief in die Materie eingraben und nicht nur, daß ich sehr viel Fachmaterial lesen mußte, ich mußte Selbstanwendungen machen, sowie immer tiefer einsteigen, um an die Wurzel des Wissens zu gelangen. So kam dann eines Tages der Augenblick, da ich mich selber fragte: Wann bist du das erste Mal mit der Erde konfrontiert worden?

Anfangs war es gar nicht so einfach, den "Faden" zu finden. Wieder einmal mußte ich bis zu meiner eigenen Geburt zurückgehen. Ich wurde als mickeriges, schwächliches und kaum lebensfähiges Kind geboren. Schon damals hat man mir nicht sehr viele Chancen eingeräumt. An die ersten Jahre kann ich mich persönlich nur insofern erinnern, als ich immer wieder zu hören bekam: "Sie ist klein und schwach, und man muß jeden Krankheitskeim von ihr fernhalten. Da würde sie sicherlich sonst nicht überleben." Ich bin 1941 geboren worden. Also im Krieg. Anfangs schien man sich auch an diese Devise gehalten zu haben. Doch dann kam die Nachkriegszeit und damit eine schwere Zeit für die Erwachsenen. Meine Mutter mußte, wie alle Frauen, nach Eßbarem Schlange stehen. Mein Vater war bis Ende 1949 in Gefangenschaft. Also mußte sie sich auch noch um den Gelderwerb kümmern. Das hieß, meine große Schwester und mein älterer Bruder hatten sich um mich zu kümmern. Meine Schwester hatte sich in erster Linie um den Haushalt zu kümmern, während mein robuster Bruder auf mich mickeriges Ding aufpassen sollte.

Immer, wenn ich an meine Kindheit zurückdenke, sehe ich meine Mutter schwitzend über einem alten Waschzuber gebeugt stehen. In dem Zuber befinden sich mein Bruder und ich. Samstag war immer großer Waschtag. Oh Gott, waren wir immer dreckig! Ich wurde auf allen Streifzügen mitgeschleppt. Die Buben hielten mich nicht für mickerig und krank. Zumindest nicht, wenn ich den Torwart spielen sollte. Irgendwie war ich immer für irgend etwas doch noch zu gebrauchen. So sah ich dann auch aus: schmutzig, mit Wagenschmiere verklebt und mit Teer und Harz von Tannen. Samstags versuchte also meine Mutter aus uns zweien "schöne" Kinder zu machen. Kirchgang, weiße Strümpfe am Sonntag, das war der ganze Stolz der Mutter! Für uns die reinste Qual! Wir wurden mit Sandseife abgeschrubbt. Knie und Arme wurden krebsrot und mittelsauber.

"Nein, wie schrecklich ihr wieder ausseht! Ihr seid Dreckkinder! Schmutzige Kinder, die wie Schweine sich im Dreck suhlen, kommen niemals in den Himmel! Es ist eine Schande mit euch! Schweine seid ihr, wirklich, anders kann man es nicht mehr nennen."

Wir besaßen auch ein Hausschwein, es hieß Susi. Alle Schweine hießen Susi bei uns. Ich wußte, Susi suhlte sich gern in der Dreckkuhle. Jetzt weiß ich, warum wir nie einen Tierarzt benötigten. Sie hielt sich gesund. Ähnlich wie die Hühner, die auch ständig Sandbäder nahmen. Das taten wir übrigens auch, mein Bruder und ich, im Sommer, unten an der Ems. Dort gruben wir uns in den weißen, heißen Sand ein. Wir liefen ja auch im Sommer ständig barfuß. Aus Geldnot natürlich.

Es blieb doch nicht aus, daß wir ständig irgendwo Wunden bekamen. Was taten wir dann? Bei uns im Garten brauchte man nur ein wenig zu graben und schon hatten wir gelben Lehm. Er wurde mit Spucke ein wenig naßgemacht und auf die Wunde gepappt. Darüber wurde ein Blatt von irgendeinem Strauch gebunden, und es wurde weitergespielt. Wenn ich mal meine "Veteranennarben" betrachte, muß ich immer schmunzeln. Jetzt frage ich mich aber: Woher hatten wir dieses Wissen?

"Nur brave und saubere Kinder kommen in den Himmel", höre ich die Mutter wieder schimpfen.

Von der Sorte gab es ein paar auf unserer Straße. Ich mochte sie nicht, außerdem verpetzten sie uns immer! Wir kamen also nicht in den Himmel. "Nun gut", dachte ich damals, "wenn der liebe Gott sich lieber mit Petzen vergnügt, dann soll er nur." Dann fand ich den Himmel schon gar nicht mehr erstrebenswert.

Wir haben nie aufgehört, schmutzig zu werden. Jetzt nach vielen Jahren frage ich mich allen Ernstes: Warum hat uns damals die Erde nicht krank gemacht? Jetzt heißt es doch, seit der Nachkriegszeit wohlverstanden, alle Kinder müssen Tetanusspritzen bekommen, damit sie nicht an Wundstarrkrampf sterben. Wir haben nie eine Spritze bekommen. Wo liegt das Geheimnis? Wir waren ständig mit Dreck paniert! Nur sonntags nicht!

Warum müssen jetzt angeblich unsere Kinder vor unserer Erde geschützt werden? Per Spritzen? Ist sie auf einmal unser Feind geworden? Wer hat denn jetzt die gute alte Erde verseucht? Die Chemie! Sie hat es sehr gründlich gemacht: Flüsse, Wälder, Äcker, Felder, Wege, Rasenflächen, alles ist doch mit Chemie durchtränkt. Ist es gar nicht die saubere Erde, sondern das Teufelszeug der Chemie, das uns krankmacht? Aber der Schwarze Peter wird der Erde zugeschoben. Sie hat schlimme Bakterien, oder weiß ich noch alles, was uns schädigt. Warum denken wir eigentlich nicht gründlich nach? Vor dem Krieg wurden wir nicht geschützt. Mein Gott, wir aßen ja auch ständig Erde. Wenn ich an die vielen Erdbeeren denke, die wir stibitzt haben! Sie strotzten nur so von Erde, wenn wir sie aßen.

Früher hörte man auch von den Erwachsenen oft den Satz: "Dreck reinigt den Magen."

Alles Viehzeug, was wir kannten, blieb gesund. Hund, Katze, Schwein, Hühner, alles nur die Kaninchen bekamen Krankheiten. Warum? Weil man sie in Ställe einsperrte, sie kamen mit der Erde nicht mehr in Berührung. Warum haben wir das damals noch nicht begriffen?

Ich bin ja genauso bescheuert gewesen. Als ich dann Mutter wurde, wollte ich meine Kinder schützen, man bekam ja den Rat von der Kinderärztin. Ich hatte doch buchstäblich vergessen, daß die Erde mein liebster Freund in meiner Jugend war. Ich war, wie alle, ärztegläubig geworden. Erde war jetzt schlimm. Kinder konnten gar keine Ferienlager mitmachen, wenn man die Spritzen nicht auffrischte.

Erde als Heilmittel war mir also ab dem 15. Lebensjahr völlig entfallen. Doch wenn die Not am höchsten ist, denkt man wieder an Gott! Das ist schon eine merkwürdige Sache.

Kindheitserinnerungen an Lehm

1983 erkrankte ich an Krebs und damit ging mein Leben steil bergab. Damals fing ich in meiner Verzweiflung an zu lesen. Alles, was mir in die Hände fiel. So erhielt ich auch eines

Tages auf einem kleinen Flohmarkt das Buch: "Kehrt zur Natur zurück" von Adolf Just.

Das Buch nahm mich gleich so sehr gefangen, daß ich einfach mit dem Lesen nicht aufhören konnte. Ich durchlitt mit dem Autor all seine dunklen Stunden. Wie gut konnte ich es nachempfinden. War ich doch in der gleichen Lage. Plötzlich erinnerte ich mich auch wieder an meine Jugendzeit. Sah buchstäblich den gelben Lehm vor meinen Augen, wie ich ihn mir auf Zehen, Schienbeine und Handgelenke pappte, und wie dann die Wunden nicht mehr brannten und schmerzten. Ich begann mich zu schämen.

Als ich das Buch durchgelesen hatte, machte ich mich auf den Weg und wollte jetzt wissen, ob man dieses gute Heilmittel tatsächlich noch bekommen kann. Daß ich jetzt nicht im Garten nach Lehm graben darf, ist mir klar. Wir selbst haben ja auch nicht mit der Chemie gespart. Unser jetziges Haus steht auf Lehm. Mein Mann und ich haben viel Schweiß und Mühe aufgewendet, um den Lehm zu glätten, damit man dann Mutterboden darauf bringen konnte. Wir haben also im eigenen Garten Lehm, und doch darf ich ihn nicht verwenden. Hat die Chemie deswegen so gründlich in der Natur aufgeräumt?

Damit wir die Wahrheit "vergessen?"

In einer Apotheke gab man mir dann nur widerwillig Auskunft und bestellte mir dann das erste Päckchen Luvos Heilerde. Das war 1984! Ich konnte es zuerst gar nicht fassen und war froh und glücklich. Jetzt würde es wieder mit mir bergauf gehen. Ich war mir so sicher. Ich begann mich also zu "verarzten". Wie genau, das habe ich ja in meinen Krebsbüchern: "Ich habe Krebs! – Na und?" und "Ich habe Krebs und lebe noch immer", genau beschrieben.

Jetzt wollte ich alles wissen!

Ich hörte also nicht auf zu graben.

In Büchereien, Bibliotheken und Flohmärkten suchte ich jetzt das Wissen über die gute alte Erde. Dabei stieß ich auf viele schöne Bücher und verschlang sie mit einer wahren Leidenschaft. Die Gegenwartsbücher sind zum Teil sehr trocken geschrieben, und ein Thema klammern sie vollkommen aus: Krebs!

Krebs und Heilerde, darüber werde ich ein gesondertes Kapitel schreiben. Nicht nur aus eigener Erfahrung heraus, sondern ich habe Bücher darüber gefunden, wie man schon um die Jahrhundertwende mit Heilerde dem Krebs zu Leibe rückt. Und das mit Erfolg!

Doch sehen wir jetzt mal, wo und wann man mit Heilerde geheilt hat. Die Chemie gab es ja nicht immer!

Wie verhielten sich die Menschen früher?

Waren unsere Vorfahren bessere Heiler?

In dem Buch "Macht und Geheimnis der frühen Ärzte" von Jürgen Thorwald fand ich sehr interessante Dinge über die Heilerde. Vorab möchte ich noch betonen, daß ich nur Historisches bringe, zum besseren Verständnis des Lesers. Damit man endlich begreift, wie wichtig es ist, wenn man dieses alte Wissen wieder anwendet! Ich werde also nicht alte Hinweise bringen, welche Erden es gegeben hat, wann, in welcher Epoche, wie man sie später in Siegelform verkaufte und so schon damals lukrative Geschäfte damit machte. Das alles können Sie, lieber Leser, in dem Buch "Heilerde" von Rose-Marie Nöcker nachlesen. Ich finde, wenn ein Buch 246 Seiten aufweist und davon 120 Seiten Historisches bringen, daß dies einen Menschen, der auf der Suche ist, mutlos machen kann.

Ich finde es hingegen wichtig zu sagen, daß man die frühen medizinischen Erfolge unter dem Begriff "Dreckapotheke" in der Gegenwart verächtlich machte, ohne sich wirklich damit zu befassen. Nein, das ist nicht richtig ausgedrückt, ich muß sagen: "Um die Menschen davon abzuhalten, sich zu fragen, was ist denn mit der gegenwärtigen Medizin los?"

Die alten Ägypter wußten nämlich eine ganze Menge; bei ihnen wurde Urin zu Waschungen verwandt. Aus Schlamm und Erde wurden Verbände gemacht. Besonders in der Augenheilkunde war man da sehr erfolgreich.

1948 stellte Dr. Benjamin M. Duggar in den USA der Welt das neue Heilmittel Aureomycin vor. Damit gelang es den Ärzten, das Trachom und seine Erreger wirkungsvoll zu bekämpfen. Es hat sozusagen eine antibiotische Wirkung.

Und jetzt wird es richtig spannend.

Wörtlich heißt es: "Es entstammte einer besonders gern in der Nähe von Friedhöfen vorkommenden Erdsorte, welche Duggar und seine Mitarbeiter zwischen 1944 und 1946 neben 30 000 anderen Erdarten untersucht hatten. Es war eine der Erdsorten, welche Pilze hervorbringen, die auf krankheitserzeugende Bakterien genauso vernichtend wirken, wie die pilz- oder schimmelartigen Stoffwechselprodukte anderer Bakterien, aus denen das Penicillin entstanden war."

Auf einmal ist Erde also ein sensationelles Heilmittel.

In der gleichen Epoche, also heute – schreien alle Ärzte: Erde ist schlimm, Tetanus muß her!

Thorwald geht sogar so weit und schreibt ehrlicherweise: "Die Ägypter sind die Entdecker der antibiotischen Medikamente gewesen."

Sie wußten es nämlich schon viele Jahrhunderte vorher und behandelten ihre Kranken damit.

In Fachkreisen begann man plötzlich ganz anders über die damalige "Dreckapotheken" von einst nachzudenken.

Doch die Bevölkerung wurde dahingehend nicht aufgeklärt. Wir sollen auch weiterhin im Glauben bleiben: Nur die Chemie hilft uns überleben. Nicht nur in Sachen Medizin, sondern auch in punkto Ernährung! Wenn wir die Chemie nicht haben, müssen wir alle eines Tages verhungern. Das wird uns doch ständig per Presse und Fernsehen eingebleut. Leider ist genau das Gegenteil der Fall. Wenn wir jetzt nicht endlich aufwachen, werden wir wegen der Chemie verhungern! Wir befinden uns auf dem besten Wege, uns selbst auszurotten!

Pfarrer Kneipp und Alfred Vogel haben dann vieles wiederentdeckt und sofort angewandt. Mit großem Erfolg! Vogel schreibt in seinem Buch "Der kleine Doktor": Barfußlaufen ist eine Tatsache, daß die Erde eine wunderbar regenerierende Kraft in sich birgt, die eine Kraftreserve für den Menschen darstellt. Wenn auch die Wissenschaft die eigentliche Ursache dieser Urkraft noch nicht experimentell nachweisen und feststellen konnte, wird erfahrungsgemäß daran doch nicht zu zweifeln sein."

Anfangs schrieb ich ja, ich war klein und mickerig, und viel Lebenschancen gab man mir nicht. Ich wurde vor allem bewahrt. Erst nach dem Krieg, als sich die Familie um Essen und Brennmaterial kümmern mußte, konnte ich nicht mehr in Watte gepackt werden. Mein Bruder erhielt die "Oberaufsicht". Von dem Augenblick ging es mir sofort besser. Ich habe keine Kinderkrankheiten mehr durchmachen müssen. Im Sommer gingen wir nur barfuß, aus Armut. Jetzt weiß ich also, daß auch das uns geholfen hat, gesund zu bleiben.

Aber sehen wir doch mal weiter, was die guten alten Ägypter noch wußten und was wir auch jetzt noch verwerten können. So finde ich einen Nachweis darüber, daß man beim Pyramidenbau stets an die 100 000 Leute beschäftigt hat. Es sind Tontafeln vorhanden, die Auskunft darüber geben, daß sehr wenige von diesen vielen Menschen krank wurden. Die Arbeiter lebten ausschließlich in Lehmhütten.

Ja, da staune man!

Ganz früher wurden die Häuser bei uns auch so gebaut. Jeder, der einmal in einem Lehmhaus gelebt hat, – auch nur für kurze Zeit –, weiß, daß sie im Sommer schön kühl sind und im Winter wärmen. In Afrika und den heißen arabischen Ländern wurden nur solche Häusern gebaut. Bis die "Zivilisation" kam und ihnen sagte, wie hübsch es sich doch in Wellblechhütten leben läßt! Nur aus Gewinnsucht hat man es getan.

Wir sollten wirklich mal wieder nachdenken lernen. Und dieses nicht nur den "weißen Kitteln" überlassen. Sie wollen nämlich in erster Linie meist nur eins: Unser Geld!

Merken Sie sich eins: Wer etwas verächtlich macht, der verdient immer mit der anderen Seite! So leicht ist es zu durchschauen.

Früher legte man auch Gebärende auf Lehmziegel. So lagen sie fast steril und kühl zugleich. Auch die Kinder wurden später in ein Bettchen, in dem Torf und Lehm war, gelegt. Wie praktisch. Windeln kannte man ja nicht. Die Erde saugte alles auf, und sie blieben außerdem auch noch gesund.

Als ich vor zwei Jahren Oma wurde, haben wir Joschi mit Erde gepudert und nicht mit synthetischem Puder. Herrlich! (Puderdosen sind in jeder Apotheke oder Reformhaus erhältlich) Es war schon deswegen so wichtig, weil er Neurodermitiker war.

Jakob Lorber erhielt sehr viele Durchgaben von Gott. Über zehntausend Seiten wurden beschrieben. Auch hier hat sich die Wissenschaft mal herabgelassen und es überprüft. Es stimmt alles. Vieles kann man außerdem noch gar nicht beweisen, weil unsere Technik noch gar nicht so weit ist.

In einem seiner Bücher habe ich diesen Satz gefunden: "Menschen sind Kinder der Erde; und darum hat die Erde und alles, was sich auf ihr befindet und sie umgibt, materiellen Einfluß auf das irdische Dasein." Ähnliches hat ja auch die Hl. Hildegard von Bingen als Durchsage bekommen.

Pfarrer Kneipp formulierte es wie folgt: "Der allgütige Schöpfer hat in den unscheinbarsten Dingen, an welchen der moderne Mensch gleichgültig vorübergeht, und die er verachtet, Heilmittel für Menschen und Tiere geschaffen."

Diesen Satz kann ich voll und ganz bestätigen. Ich bin viele Monate lang an dem Zinnkraut vorbeigegangen zur Chemotherapie in das Krankenhaus. Bis ich mich endlich mal damit befaßte und letztendlich es anwendete. Von dem Augenblick ging es mir erheblich besser. Meine Krebserkrankung besiegte ich letztendlich, indem ich meine Ernährung umstellte und die Naturbehandlung begann.

Julius Stumpf kam schon um 1899 zu der Ansicht, daß im Lehm das organische Leben sehr minimal oder überhaupt unmöglich sein müsse, daß dieser Stoff eine besonders antibakterielle Eigenschaft besitze und deshalb vortrefflich zur Wundbehandlung geeignet sei.

Stumpf schrieb es also schon um 1899 in Fachzeitschriften. Waren mein Bruder, seine Freunde und ich nun "Wunderkinder"? Wir pappten die Lehmmasse einfach auf unsere "Kriegswunden", ohne uns etwas dabei zu denken. Woher hatte ich dieses Wissen? Niemand hat es uns gesagt. Die Erwachsenen waren ja immer beschäftigt. Wir waren uns viel allein überlassen, deswegen konnten wir auch in der Regel nicht heimlaufen, um uns von der Mutter "verarzten" zu lassen. Wir haben es einfach getan, um rasch weiterspielen zu können!

Wissenschaftler fanden sogar heraus, daß, wenn Tiere krank wurden, sie häufig große Löcher in die Lehmwände der Ställe leckten und sich so selbst gesund machten. In den modernen Stahlbetonställen ist das nicht mehr möglich.

Aber auch in der Bibel kann man immer wieder lesen, daß Naturvölker jahrtausendealte Erfahrungen mit der Erde besaßen. An vielen Stellen in der Bibel wurde die große Heilkraft der Erde übermittelt. Man muß sich nur die Mühe machen und die Bibel lesen.

Pfarrer Kneipp hat sich sehr bemüht, die Erdbehandlung wieder bekannt zu machen. Leider gelang es ihm nicht. Man hat ihn immer wieder angezeigt und so das Leben schwer gemacht. Seine Erfolge waren zu groß. Das konnte die Ärzteschaft einfach nicht dulden. Immer wieder predigte er den Menschen, daß die Natur mit ihren einfachen Mitteln als ein großes, lebendiges Ganzes den Menschen wirklich helfe.

Auch Adolf Just versuchte damals verzweifelt, die Urelemente Wasser, Erde, Luft und Sonne, die Lebens- und Heilmittel der Natur, wieder einzuführen.

Großartige Ärzte haben 1904 schon in Westpreußen die Cholera durch Liegen oder Sitzen auf der Erde geheilt. Sie waren nicht zu stolz gewesen. Das ist alles wissenschaftlich belegt worden und trotzdem wurde es nie an die große Glocke gehängt.

Warum wohl nicht?

Dann las ich doch tatsächlich in einem wissenschaftlichen Buch, daß sich ein Arzt bitter darüber beklagte, man könne einfach nicht an die Erfolge der Heilerde glauben, weil alles so simpel beschrieben sei. Also, für Laien verständliche Werbung! Das habe ihn sehr gestört und er habe lange gebraucht, um sich als Akademiker darüber hinwegzusetzen. Er war wenigstens ehrlich.

Übrigens höre ich diese Klage auch über meine Bücher. "Schicken Sie mir doch das nächste Sachbuchmanuskript und ich mache ein richtiges Sachbuch daraus. Sie wollen doch wohl nicht nur für Lieschen Müller schreiben, Frau Friebel nicht wahr?"

Ich will!

Das ärgert sie besonders. Aber sehen wir doch mal weiter, was ich noch alles in alten Büchern entdeckt habe. Pastor Felke kam mir jetzt unter die Augen.(Im zweiten Teil dieses Buches werde ich ausführlich darauf eingehen.) Also, Felke schrieb: "Der Einwand, daß Lehm die Wunden infiziere und Blutvergiftung entstehe, ist wohl nicht nachgewiesen – wohl das Gegenteil, daß es bei Blutvergiftung nichts Besseres gibt, als Lehmwickel. Wie ärgerlich! Bei Aufschlägen auf Wunden findet nie eine Abgabe von Stoffen aus dem Lehm auf die Wunde statt, sondern der Lehm saugt aus der Wunde alle giftigen Stoffe in sich auf und tötet sie ab."

Warum also wird Lehm und Heilerde in der heutigen Medizin abgelehnt? Erstens befaßt man sich ganz und gar nicht damit, weil, – wie ich ja schon schrieb, – es zu sehr auf Laien abgestimmt ist, – das Wissen wohlverstanden –, also wird sofort behauptet, es sei alles Kurpfuscherei und Schwindel. Es könne gar nicht helfen. Dabei gibt es bis heute 109 einschlägige Arbeiten, die darüber verfaßt worden sind.

Haben Sie, lieber Leser, das jetzt auch ganz richtig verstanden? Wir einfachen Menschen haben also zuerst die Heilerde und ihre Heilkraft entdeckt. Sie kam nicht von den studierten Menschen, also konnte man sie uns nicht mehr fortnehmen, ein wenig verändern und dann sagen, sie komme von den Medizinern oder aus den chemischen Labors. In der Antike hat man es schon gemacht, indem man kleine Kügelchen formte und ein Siegel draufdrückte. Also war das jetzt ein Heilmittel. Nicht die einfache Erde. Natürlich war sie auch damals viel teurer.

Außerdem war zeitweise auch das Wissen sehr tief in der Bevölkerung verankert, daß die Heilerde wirklich hilft.

Ich bekomme fast täglich am Telefon und auf unseren Vorträgen zu hören, daß mir Menschen sagen: "Frau Friebel, jetzt erinnere ich mich wieder, meine Oma, ja die hat immer Heilerde genommen, wenn wir ein Wehwehchen hatten, oder mein Opa hat immer auf die Heilerde geschworen. Komisch, daß ich das so vergessen konnte." Ja, ja, um die Jahrhundertwende waren die Menschen darauf gekommen und haben sie ausführlich angewandt.

Dann hat man an vielen Stellen versucht, dieses gute Wissen den Menschen wieder aus dem Kopf zu schlagen. In einigen Büchern habe ich doch tatsächlich den Hinweis gelesen, Heilerde sei gefährlich, sie gehöre nicht in Laienhände, sondern in die Hände eines Arztes.

Es hat nicht viel genützt, man machte einfach weiter, bis, ja bis der Krieg vorbei war und die Chemie kam! Sie hat wirklich mit ihren Produkten unser Hirn so umnebelt, daß wir von Gott abgerückt sind und dem Götzen Chemie glaubten! Wir alle! Keiner kann sagen, er sei ihr nicht verfallen!

Jetzt, da es fast zu spät ist, wachen wir endlich wieder auf und begreifen, was wir angestellt haben, und versuchen wieder, den sauberen Weg zu gehen.

In den Büchern der Hl. Hildegard von Bingen las ich sehr nachdenkliche Sätze. Zum Beispiel schreibt sie: "Der Mensch besteht aus Wasser und Erde. Die Erde ist mit ihren sieben Kräften im Fleisch und in den Knochen des Menschen enthalten. Durch sie ist das Fleisch feucht und wächst. Das Fleisch des Menschen kommt von der Erde.

Wenn Sie mir nicht glauben wollen, nehmen Sie, lieber Leser, doch mal wieder eine Bibel zur Hand!

Altes Wissen noch immer wichtig?

Eines Tages fielen mir ein paar Bücher über die Zigeuner in die Hände, unter anderem auch das Buch "Die geheime Heilkunst der Zigeuner" von Pierre Derlon. Das Wissen in diesem Buch hat mir dann die Heil-/Lehm- und Tonerde noch sympathischer gemacht.

Das fahrende Volk hatte schon im Mittelalter erkannt, wie notwendig es ist, wenn man seine eigenen Heilmittel stets zur Hand hat. Sie gruben Erde an bestimmten Flußufern aus und benutzten sie, ohne zu wissen, daß sie damit eine Art Penicillin hatten. Derlon schreibt: "Dreißig Jahre habe ich gebraucht, um zu verstehen, wodurch meine Heilung damals bewirkt wurde. Durch das Antibiotikum, durch die Radioaktivität des Tons."

Er schreibt auch: "Die Spur eines verwundeten Fuchses zu verfolgen, kann weitaus aufschlußreicher sein als eine vollständige Pharmakologie, die auf unnatürliche Weise erarbeitet wurde und dementsprechend langwierige Ergebnisse zeigt.

Die angewandten Therapien unterscheiden sich nur in einem Punkt: das Natürliche – oder der Ersatz. Nichts wirklich Gutes läßt sich zuführen, das nicht der Natur entsprungen ist."

Vor ein paar Tagen habe ich in dem Buch "Gott lebt" von John A. O'Brien gelesen: Der Verfasser des Buches ging eines Tages zu einem Chemiker und bat ihn um folgendes: "Analysieren Sie mir diesen Grashalm bitte, und nennen Sie mir alle Elemente, aus denen er sich zusammensetzt." Der Chemiker löste den Grashalm im Laboratorium auf und nannte dann nach der Analyse die Bestandteile: Kohle, Stickstoff, Wasserstoff, Sauerstoff, Eisen, Chlor, Phosphor, Natrium, Kalium, Silizium.

O'Brien sagte dann: "Setzen Sie bitte all diese leblosen anorganischen Elemente wieder so zusammen, daß sie den Prozeß der Photosynthese, den elementaren Akt pflanzlichen Lebens durchführen können." Mit anderen Worten gesagt, er sollte wieder einen richtigen lebendigen Grashalm daraus machen. Der Chemiker antwortete: "Das ist unmöglich. Weder ich noch alle Chemiker der Welt können so etwas machen." – "Sind Sie und Ihre Kollegen nicht intelligente Menschen?" – "Wir nehmen es an." – "Und sind nicht die Elemente Kohle, Wasserstoff, Stickstoff und die anderen Bestandteile des Grashalms ohne Intelligenz?" – "Ja!" – "Warum vermögen Sie mit Ihrer Intelligenz und der von allen Chemikern zusammengetragenen Erfahrung nicht das, was diese chemischen Elemente ohne Verstand rasch und mit unfehlbarer Regelmäßigkeit und untrüglicher Genauigkeit tun?"

Der Chemiker antwortete darauf: "Es gibt ein Prinzip, das sie bei der Durchführung dieses komplizierten biochemischen Aktes leitet, eine Macht, einen Geist."

Ich habe Ihnen diese kleine Geschichte erzählt, damit Sie, lieber Leser, begreifen, daß alles, was aus den Laboratorien der

Welt kommt, an toter Asche untersucht wird! Man muß einen Grashalm einäschern, um zu erfahren, woraus er besteht. Man glaubt sich dann sehr schlau, vergißt aber bei der ganzen Untersucherei, daß man eines überhaupt nicht bedacht hat und nie bedenken wird: das Leben, die Schöpfung – Gott!

Darum wird letztendlich die Chemie zum Untergang geweiht sein! Schon die alten Zigeuner wußten, daß man immer die Ganzheit braucht, wenn man heilen will! Wenn eines Tages die Chemie mit all ihren "Errungenschaften" verschwunden sein wird, dann wird die gute alte Erde noch dasein. Derjenige, der sie dann noch zu finden weiß, darf sich glücklich schätzen, denn er kann damit heilen.

Verbrannte Füße behandelten die Zigeuner wie folgt: Man steckt die verbrannten Füße in eine mit Lehm gefüllte Wanne und macht kräftige Tretbewegungen. Sobald der Lehm lauwarm geworden ist, wird er ausgetauscht.

Die Zigeuner wußten aber auch, daß es schlimm wird, wenn man mit Erde oder Lehm anfängt und dann plötzlich in der Behandlung damit aufhört. Das höre ich leider auch immer wieder: Den Menschen geht es nicht schnell genug, oder aber sie fürchten sich vor der "Erstverschlimmerung". Die Erde und der Lehm ziehen alle Giftstoffe heraus. Darum werden in der Regel auch die Schmerzen zuerst noch größer. Nimmt man sie nicht ununterbrochen, dann wird die Krankheit sozusagen zu einem Schmarotzer, der sich vom Leben, d. h. vom Menschen, ernährt und somit zum Tode führen kann.

Derlon weist immer wieder darauf hin: Der Mensch erfindet nicht, er entdeckt, weil es schon lange her ist, seit er sich von den Quellen des Instinktes ernährt hat.

Man muß in der Natur und mit richtigen Tieren, mit Fuchs, Dachs, Wildschwein, Hirsch, mit Rehen, Hasen, Kaninchen,

Schleiereulen und Raben leben. Sie alle kennen den Lehm. Für sie ist er Nahrung und Medizin.

Schon als Kind habe ich mich so manches Mal gefragt: Warum sehe ich nie kranke Tiere im Wald? Wo sind sie? Wo bleiben sie? Daß sie sich selber zu heilen verstehen, das weiß die Wissenschaft auch. Aber leider nur dann, wenn man ihnen den Raum läßt, den sie für sich gebrauchen: Wiesen und Lehmställe, nicht Ställe aus Beton und Stahl!

Die Zigeuner wuschen ihre Hemden in Lehmwasser. Dadurch wurde niemals ihre Haut gereizt.

Derlon schreibt: "Der Lehm ist die Erde, die denkt, die nachdenkt, die eine Seele hat. Der Lehm ist wie der Türkis, ein mineralisches Element, das die Fähigkeit besitzt, im Kern zusammenzuhalten, was sich sonst zersplittern würde. Der Lehm ist wie ein Instrument, das die Fähigkeit hat, Licht einzufangen und Sonne daraus zu machen."

Er schreibt weiter: "Der Mensch ging aus der Erde hervor. Diese Erde, die für sein Überleben geschaffen wurde, ist dabei, sich in der Tiefe des Wissens der Weisen zu verlieren. Heute benutzen auch die Zigeuner teure Arzneien, weil sie ihr eigenes Wissen verloren haben, oder auch der Chemie verfallen sind."

Haben Sie, lieber Leser, jetzt langsam begriffen, was man mit uns vorhat? Ich habe eines während meiner Erkrankung sofort gelernt: Alle Dinge, die keine Nebenwirkungen haben, werden hier bei uns in Deutschland verpönt oder lächerlich gemacht. Dazu gehören nicht nur Wasser und richtige Ernährung, sondern auch die Heilerde! Alles, was große Nebenwirkungen hat, nimmt man bedenkenlos. Sagt der Arzt einem nicht ständig: "Wenn es helfen soll, geht es ohne Nebenwirkungen nicht ab. Je größer die Hilfe, desto größer die Nebenwirkungen."

Warum eigentlich? Warum haben wir nicht den Mut, ihn das zu fragen? Heile ich eine Krankheit mit dem Mittel, produziere ich sofort eine neue durch die Nebenwirkungen!

So erhalte ich mir meine Kunden!

Nur ein ganz kleines Beispiel zum besseren Verständnis: Die Chemotherapie wird häufig bei Krebs angewandt. Die Zytostatika sind aber so gefährlich, daß die Schwestern, die die Spritzen aufziehen, nicht nur Gefahrenzulage erhalten, nein, sie müssen in gewissen Chemoboxen – mit einer Gasmaske bestückt – stehen und die Spritzen aufziehen.

Von der Oberschwester eines Krankenhauses durfte ich dann auch noch erfahren, daß – wenn ein Arzt sie z. B. am Wochenende aufziehen soll – an diesem Tag dann keine Chemo verpaßt wird. Dieses Teufelszeug erhalten Krebspatienten eingespritzt.

Ich weiß, wovon ich spreche, ich selbst habe es ja elfmal durchmachen müssen. Solange man Leben zerstört – und wenn es auch nur eine Zelle im Körper ist –, spreche ich von töten; also kann man nicht von "heilen" sprechen! Die Heilerde aber ist intelligent. Sie zieht nur die Giftstoffe an sich und scheidet sie dann aus. Sie zerstört niemals Leben! Sie saugt sich so voll von Giften, daß man sie dann fortwerfen muß.

Wachen Sie endlich auf, lieber Leser!

Probieren Sie alles selbst aus. Ich versichere es Ihnen nochmals, es wird keine Nebenwirkungen geben.

Lesen wir jetzt erst einmal, was Dr. Hoffmann zu erzählen hat, wie er als Arzt dazu kam, die Heilerde zu gebrauchen.

Wie heilt die Natur?
von Dr. med. Hoffmann

Wie ich an anderer Stelle ausführe, kennt die Natur nur wenige Heilmaßnahmen, die indes allerdings so wirkungsvoll und hilfreich sind, daß sie der heutigen modernen Medizin kaum in irgendeinem Bereich unterlegen sind; im Gegenteil, sie bewahren vor einer Vielzahl von Krankheiten, die in der heutigen Medizin als therapiebedingt anzusehen sind. Jede 7. Krankenhauseinweisung ist direkt auf Nebenwirkungen chemischer Medikamente zurückzuführen. In wieviel Fällen verschleierte und verzögert ablaufende Therapieschäden zu Krankenhausaufenthalten führen, bleibt im dunkeln. Dies soll nicht bedeuten, daß nicht im Einzelfall bei dergleichen Komplikationen eine chemische Medikation sinnvoll sein könnte. Indes ist es die Frage, ob wir die Vielzahl auftretender Gesundheitsstörungen immer gleich mit nebenwirkungsbelastenden Chemikalien angehen müssen. Die Natur zeigt uns andere Wege vor, die uns fast in jedem Fall ohne Schwierigkeiten und Nebenwirkungen zum Ziel führen. Dazu gehört als wichtigste Maßnahme die Anwendung von Lehm und Erde. Diese Maßnahme wird von den Tieren instinktiv eingesetzt, wenn sie an bestimmten Krankheiten leiden. Im Laufe der Jahre habe ich mir immer stärker angewöhnt, bei therapeutischen Anwendungen die Frage zu stellen: Was wäre in der Natur möglich?

Die natürlichen und einfachsten Maßnahmen sollten dabei an allererster Stelle stehen. Das kranke Tier folgt seinem Instinkt, der es sicher leitet. Der kranke Mensch folgt Ärzten und Kinderärzten (eine Großmutter ist soviel wert wie zwei Kinderärzte!), die durch ihre "moderne" Ausbildung der Natur vollkommen entwöhnt sind und ihr häufig sogar mit einer gewissen Herablassung und Ignoranz begegnen, was man als geistige Verwirrung oder modernen Turmbau zu Babel bezeichnen könnte. Leider ist man als Jungmediziner vollkommen erfahrungslos bei der Anwendung natürlicher Methoden wie Ernährungstherapie, Fasten und auch der Anwendung von Heilerde.

So war es mein persönlicher Werdegang, daß ich mir naturheilkundliche Bereiche aktiv erarbeiten mußte, weil sie an den Hochschulen schlechthin nicht existent waren. Je mehr ich aber damit umging, desto sicherer wurde ich im Umgang mit diesen natürlichen Heilmethoden und desto sicherer wurden meine therapeutischen Entscheidungen. Dies hat dazu geführt, daß chemische Medikamente in meinem Arztleben eine rare Außenseiterrolle spielen. Viele Pharmareferenten meiden mich, weil ich nicht kritiklos chemische Präparate – und schon gar nicht die neuesten Medikamente – verordne. Wie gut ich damit gefahren bin, zeigte sich immer wieder, wenn neue chemische Präparate nach der ersten euphorischen Phase mit aggressiver Werbung und vielen Testaten willfähriger Ärzte nach nicht allzu langem Einsatz wegen schwerer Nebenwirkung wieder aus dem Verkehr gezogen werden mußten. Wieviel Peinlichkeiten sind mir durch vorsichtiges Verhalten gegenüber meinen Patienten erspart geblieben!

Leider ist es allerdings auch so, daß viele Patienten den Moderummel moderner Chemie nur allzu willfährig mitmachen. Welcher Patient fühlt sich schließlich nicht geschmeichelt, wenn der Arzt erklärt: “Ich habe da etwas ganz Neues für Sie!” Und wenn das neue Medikament dann gleich noch einige hundert Mark kostet, fühlt der Patient sich besonders geschmeichelt, daß der Arzt ihn für würdig hält, so teure Medikamente ihm zu verschreiben. Unter diesen Aspekten scheinen sich viele so leicht überrumpeln zu lassen, daß sie schwere Nebenwirkungen der chemischen Präparate einfach ignorieren und die geringe Erfahrung, die zwangsläufig bei neuen Medikamenten besteht – was mit einem Mangel an therapeutischer Sicherheit verbunden ist –, einfach hinnehmen. Derselbe Patient würde sich vielleicht sogar beleidigt fühlen, wenn er an Stelle dessen ein naturheilkundliches Präparat für den Preis von weniger DM erhielte, dessen Nebenwirkungsfreiheit schon seit Generationen bekannt ist. Manche Begleitumstände chemischer Medikamente wurde man erst nach Jahrzehnten gewahr, nachdem bereits über 1000 Menschen ihr Leben dafür geopfert hatten.

Je erfahrener ein Arzt ist und je sicherer seine Anwendungen sind, desto weniger wird er sich schlechthin zum Einsatz chemischer Mittel verleiten lassen. Viele natürliche Heilmethoden werden heute als Außenseitermethoden betrachtet. Eigentlich müßten sie als Insidermethoden angesehen werden, da sie oft zu einer wirklichen Besserung führen. Dafür gehörten die Verordnungen von chemischen Präparaten weitestgehend als Außenseitertherapie bezeichnet, da sie häufig nicht lange genug erprobt, therapeutisch wenig sicher und in der Mehrzahl der Fälle noch nicht einmal heilsam sind.

Glauben Sie, daß ein chemisches Blutdruckmittel einen hohen Blutdruck ausheilt, ein chemisches Rheumamittel zur Heilung von Rheuma führt, oder ein chemisches Antidepressivum schwere Depressionen langfristig behebt? Dagegen werden wir durch natürliche Kost, Bewegungstherapie und natürliche Heilmittel – wozu in allererster Linie auch die Heilerde gehört – diese Krankheitszustände mit den entsprechenden Erfahrungen des Therapeuten und des sich darauf einstellenden Patienten nicht nur bessern, sondern auch heilen können.

Unter anderem wissen wir, daß die Heilerde bei innerlicher Anwendung, z. B. durch Bindung der Darmgifte, in der Lage ist, bei der Behandlung des Bluthochdrucks hilfreich zu sein. Dasselbe trifft zu bei depressiven Zuständen, wo die Heilerde unterstützend durch Verringerung psychisch irritierender Toxine wirkt.

Bei rheumatischen Gelenkentzündungen und auch arthrotischen Entzündungen ist die Heilerde nicht selten in der Lage, ein geschwollenes und überwärmtes Gelenk zu normalisieren und auch ein arthrotisches Gelenk schmerzärmer oder schmerzfrei zu bekommen. Dies liegt in allererster Linie an dem hohen Gehalt von Kieselsäure und Mineralien, was sich im Gelenkbereich stabilisierend auswirkt. Wenn wir auch nicht in jedem Fall einen vollen Erfolg verzeichnen können, falls wir weitere Ursachen der Erkrankung außer acht lassen, so scheint es aber doch auf jeden Fall geboten, immer erst mit den einfachsten Dingen anzufangen, weil ihre Hilfe nicht um den Preis von Nebenwirkungen geschieht.

Welcher Orthopäde setzt heute denn schon Heilerde bei der Behandlung von Gelenkerkrankungen ein? Antirheumatica, Kortison, Gold, Antimalariamittel und Antibiotika sowie ähnliche Mittel bestimmen die Behandlung, bis die Gelenke schließlich operationsreif geworden sind. "Eine gelungene Operation beweist nur, daß wir die Krankheit nicht zu heilen verstanden." (Prof. Hirtl, Wien)

Bei Tieren z.B. hat sich Heilerde bei Verletzungen an Gelenken, Bändern und Sehnen außerordentlich bewährt. Besonders bei den hochempfindlichen Rennpferden bewirkt die Heilerde oft schon nach einer einzigen Behandlung eine erkennbare Verbesserung und vermeidet so lange Ausfallzeiten (siehe auch die entsprechenden Therapieberichte in diesem

Buch).

Nicht wenige Ärzte würden selber manche Verordnung ihren Angehörigen nicht zumuten, die sie nahezu tagtäglich treffen. Immer wieder gerät der Arzt in Entscheidungszwang: Welche Behandlungsmethoden wähle ich bei welchem Patienten und welcher Erkrankung? Leider wird auf die Wünsche des Patienten auch heute noch in den seltensten Fällen Rücksicht genommen. Oder könnten Sie sich z. B. vorstellen, daß ein Betroffener lieber ein chemisches Wurmmittel schlucken wird, als vielleicht mit Sauerkrautsaft und Heilerde den Würmern den Garaus zu machen? Würden Sie lieber bei einer schweren Durchfallerkrankung den Darm durch innerliche Heilerdeanwendung sanieren als dafür viele Antibiotika schlucken, die selbst wieder Durchfall erzeugen können? Erst wenn man sich als Arzt mit den vielfachen und oft verblüffenden und dabei doch recht einfach natürlichen Heilbehandlungen befaßt, erarbeitet man sich als Therapeut nach und nach ein Terrain, auf dem man sich stetig sicherer und auch erfolgreicher bewegt.

Das bedeutet zuallererst: Offen zu sein für diese Dinge und vielleicht als Arzt auch lernbereit von den Patienten zu sein und deren Beobachtungen und Erfolge bei wiederum anderen anzuwenden. So haben ich zuallererst nur wenige Anwendungsbereiche der Heilerde gekannt. Selbst manche Heilanzeigen, die schon vor Jahrzehnten in der Literatur beschrieben wurden, wurden mir erst zugänglich, als ich mich mit den Erfahrungen früherer Arztgenerationen und ihren Überlieferungen befaßte. Selbst Professoren waren sich seinerzeit nicht zu schade, wissenschaftliche Abhandlungen darüber zu schreiben; angefangen bei äußeren Anwendungen in Maskenform bei Hautunreinheiten (besonders Akne – da Hautärzte ebenfalls gern Antibiotika und Kortison einsetzen) bis hin zu inneren Anwendungen, eröffnet sich hier ein riesiges Therapiespektrum mit ungeahnten Möglichkeiten und Behandlungserfolgen.

Heilerde und Krebs, geht das?

Was mir an meinem Partner Dr. Klaus Hoffmann am meisten imponiert, ist die Tatsache, daß er nicht nur große Aufgeschlossenheit für alle Dinge mitbringt, sondern auch, daß er trotzdem äußerst kritisch bleibt. Das ist sehr wichtig, denn sonst würden wir uns auf Dauer vielleicht verrennen oder gute Dinge in der Naturmedizin nicht richtig erkennen. Echte Kritik spornt immer an! Diese kritische Einstellung veranlaßte mich, noch tiefer nach Dingen zu forschen und zu graben. Lustig ist es, immer wieder zu hören, wenn man mich fragt: "War er denn nicht ein Schulmediziner?"

Jeder Arzt muß erst schulmedizinisch ausgerichtet sein, ansonsten könnte er weder Medizin studieren noch seinen Doktortitel bekommen. Das ist ja auch gar nicht mal so schlimm, solange dieses System noch bei uns so gehandhabt wird. Dr. Hoffmann selbst sagt ständig über seine Kollegen: "Daß man zuerst die Wege der Schulmedizin verfolgt, ist eine ganz natürliche Sache. Wir wurden und werden ja nur so ausgebildet. Doch daß man andere Richtungen, von denen man keine Ahnung hat, mit Spott und Hohn überschüttet, das ist schlimm. Schlimm ist auch, wenn man sich nicht weiterbildet. Man kann erst über eine Sache mitreden, wenn man sich damit befaßt hat."

Ich selbst habe diese Erfahrung schon lange gemacht. Ich

sage immer schmunzelnd: "Wer schreit, hat von vornherein unrecht." Wenn ich etwas nicht weiß, dann fange ich an, mich zu informieren. Schon erhalte ich oft eine ganz andere Meinung von manchen Dingen. Häufig bekomme ich dadurch einen ganz neuen Einblick, auch für mein eigenes Leben.

Oft und oft lesen wir Bücher und stoßen dabei wiederum auf Autoren, die dort zitiert werden. So reiht sich Wissen an Wissen. Da ich von uns beiden die Schriftstellerin bin und sozusagen mein Beruf Lesen und Schreiben ist, ist es verständlich, wenn ich immer wieder Anstöße bringe. Oft bin ich dann sehr euphorisch, zumindest sagt mir mein Partner das ständig. Er weiß aber auch, daß ich nie in totale Euphorie verfalle, sondern daß ich dann bis an die Wurzeln zurückgehe und forsche und ihm dann berichte. Dann erst fangen wir an, Dinge in der Öffentlichkeit zu vertreten.

So war es auch mit der Heilerde und ihrer Anwendung bei Krebs. Eines Tages fielen mir philosophische Bücher von G.W. Surya in die Hände. Zum Beispiel: "Der Tod kein Ende", "Wahrer und falscher Monoismus", "Der Mensch, im Spiegel der Schulweisheit und im Lichte der Geheimwissenschaft betrachtet".

Wenn Sie, lieber Leser, meine anderen Bücher schon kennen, dann wissen Sie auch, daß vor mir kein verborgenes Wissen sicher ist. Egal, welches Thema ich bekomme, ich befasse mich damit. Bis jetzt kann ich nur sagen, ich habe immer, beruflich wie privat, großen Nutzen daraus gezogen.

Surya schrieb auch ein Buch über "Rationelle Krebs- und Lupuskuren". Darin solle auch sehr viel Wissen über Krebs und Heilerde stehen. Als ich das las, wurde ich ganz aufgeregt, und jetzt war nur eins noch wichtig, ich mußte dieses Buch bekommen. Dr. Hoffmann ist wirklich ein geduldiger

Mensch. Wenn ich bedenke, wie oft ich ihm das Leben schwermache, indem ich einfach nicht locker lasse.

Ich konnte noch so viele Anstrengungen machen, das Buch bekam ich nicht. Alles Mögliche von Surya, aber nicht das Krebsbuch. Ich war schon richtig verzweifelt. Irgendwie hatte ich nämlich das Gefühl in mir: Wenn ich ein Buch über die Heilerde schreibe, dann muß ich auch dieses Buch unbedingt gelesen haben; und daß es für die Menschen äußerst wichtig sei.

Man sagt mir nach, ich sei kindergläubig und naiv, wenn ich erkläre: "Der liebe Gott wird schon helfen." Wenn ich alles selbst versucht habe, und es nicht klappt, dann gehe ich zur nächsten Instanz. Diesmal wollte ich es wirklich wissen und bat ihn sogar inbrünstig, er möge mir dieses Buch direkt ins Haus schicken. Ich sei die Suche jetzt einfach leid. So schwere "Geschütze" fahre ich mitunter auf! Bis jetzt hat es auch noch immer geklappt. Sie werden es mir nicht glauben, fünf Tage später hatte ich dieses Buch! Man hat es mir geliehen. Ein Mann meldete sich bei mir und brachte mir vieles andere Wissen aus Hamburg mit. Beim Abschlußgespräch wollte er noch wissen, welches Buch denn jetzt in der Mache wäre. Ich erzählte von dem Heilerdebuch und meinen Nöten. Ich hatte den Namen Surya noch nicht ganz ausgesprochen, da sagte er: "Das Krebs- und Lupusbuch habe ich daheim. Das kann ich Ihnen schicken. Dann können Sie es lesen und vielleicht photokopieren."

Mein Kumpel und Mitstreiter war dann doch ein wenig baff, als ich ihm davon erzählte.

Das Buch wurde um 1897 geschrieben. Die dritte und sechste Auflage stehen mir zur Verfügung. H. W. Surya hatte bei Krebs zu seiner Zeit sensationelle Erfolge. Nicht nur, daß er sogleich erkannt hat, wie wichtig es ist, daß man die Ernährung gerade bei dieser Erkrankung umstellen muß, nein, er erkannte auch die große Kraft der Erde bei Krebs. Er verwandte sie nicht nur innerlich, sondern auch ganz besonders äußerlich. Es wurden mit Heilerde bei den krebskranken Patienten große Erfolge erzielt. Besonders bei jauchigen Wunden bleibt kein Geruch zurück. Das allein ist schon eine sehr wichtige Tatsache für einen Krebspatienten. Ich durfte vor einiger Zeit eine ältere Dame per Telefon "begleiten". Sie befand sich im Endstadium ihrer Erkrankung. Der Krebs war also aufgebrochen. Sie weinte bitterlich und fand, sie schäme sich so schrecklich, daß sie jetzt so fürchterlich stinke. Mit der Heilerde wurde dieses Problem bald zum Verschwinden gebracht. Für die alte Dame war es die größte Erleichterung bis zu ihrem Tode. Wenn ich so etwas höre, dann fühle ich mich immer ganz klein.

Surya schreibt in dem besagten Buch: "Zwei- bis dreimal in der Woche des Nachts Rumpfpackungen sind sehr wohltätig und hinterlassen tiefgreifende Wirkungen, gerade bei den Krebskranken."

Dabei beruft er sich auch auf einen Arzt Dr. Lemke. Dieser schrieb um 1929, also in der sechsten Auflage: "Krebsbehandlung muß Hautbehandlung sein. Krebszellen sind gegen Sauerstoffdruck sehr empfindlich. Es ist nur naheliegend, daß durch Erhöhung der Hautatmung den gesamten Körperzellen mehr Sauerstoff zugeführt wird."

Das Heilerdebad in Verbindung mit dem Sonnenbad ist *das* große Heilmittel in der Krebstherapie!

Bei Zungenkrebs zwei Heilpackungen von je drei Stunden Dauer. Die Rumpfpackungen sollen zwei- bis dreimal pro Woche erfolgen. Auch bei Brustkrebs sind Heilerdeumschläge vorzunehmen. Dieses kann man täglich ein paar Stunden vornehmen, oder des Nachts.

Surya schreibt: "Es ist besonders die Armut der Bindegewebe an Kieselsäure, die dem Wachstum des Krebses Vorschub leistet. Gelingt es, dem kranken Körper Kieselsäure in verarbeiteter Menge zuzuführen, dann ist die Bildung von Abwehrgewebe zur Herdabriegelung und Verhütung einer Metastasenbildung durch Einbruch von Geschwulsten und Zerfallsteilen in die Blutbahn nicht möglich.

Durch Packungen und Bäder läßt sich die Hauttätigkeit gut anregen. Ganz besonders guten Erfolg kann man auch damit erzielen, daß man die Heilerdepackungen mit einem Eichenrindeabsud vermischt. (Siehe Bezugsquellennachweis am Schluß des Buches.)

Als wir das mit der Kieselsäure lasen, waren wir doch ein wenig verdutzt. Irgendwie war uns da doch schon mal was unter die Hände gekommen. Richtig, das gute alte Zinnkraut bei Maria Treben und Pfarrer Kneipp. Da schau her, also wieder mal ein Beweis! Zinnkraut besitzt über 62 % Kieselsäure und die Heilerde hat auch über 62 % Kieselsäure als Bestandteil in sich.

In dem Buch von Rudolf Hauschka durften wir dann nachlesen: "Die Fremdstoffe werden aufgesaugt und ausgeschieden. Nach mehrtägigem Gebrauch stellen sich gewöhnlich kleinere Geschwüre oder andere Ausschläge ein, welche die Hautkrisis bedeuten. Die Leidenden empfinden zuerst eine Kühle, dann behagliche Wärme." Auch Hauschka hat gute Erfahrungen mit Heilerde und Eichenrindeabsud gemacht.

Elliner-Leiter schreibt in seinem Buch: "So lebe ich, so bleibe ich jung": "1 Teel. Heilerde eingenommen, 10 bis 15 Min. später verflüchtigen sich meist die Beschwerden, weil

Heilerde im Körper sofort mit ihrem Entgiftungswerk beginnt."

Darum verlangen wir ja auch jetzt, daß der Krebspatient täglich bis zu 3 Teel. Heilerde innerlich einnimmt. Warum das so wichtig ist, werden wir noch im Darmkapitel beschreiben.

Hauschka weist aber auch auf folgendes hin: "Sehr zu beachten ist natürlich, daß mit der Durchtränkung des Verbandes mit Wundsekret seine Schutzkraft fortgesetzt abnimmt. Es empfiehlt sich deshalb relativ häufiger Wechsel des Verbandes. Alle 6 bis 8 Stunden sollte dies schon geschehen. Die Mühe wird durch den prompten Erfolg reichlich entschädigt. Heilerde ist auf Schleimhäute unter allen Umständen völlig reizlos.

Selbst wenn vorübergehend eine scheinbare Verschlimmerung des Leidens eintritt, dies ist das beste Zeichen, daß die Erde schafft, der Krankheitsherd zerstört, die Krankheitsstoffe aufgesaugt und ausgeschieden werden.

Prof. Hirtl sagt in einem Buch folgendes: "Aufklärende Arbeiten durch Verhöhnung oder Belächeln zu verhindern . . . auch von einem, der nicht auf der Hochschule studiert hat, aber reich an selbstgemachten Erfahrungen ist, kann man vieles lernen, wenn man will." Er sagte auch: "Um die Krankheit zu erkennen, macht der Arzt eine lange Schule durch, dagegen kann jeder heilen, der weiß, was hilft."

Immer wieder höre ich die Frage am Telefon: "Ist es auch wissenschaftlich bewiesen?" Menschen, die wirklich gesund werden wollen, fragen nicht viel, sondern fangen einfach an. Andere Kranke wiederum brauchen ihre Erkrankung, so makaber das auch klingen mag. Sie fangen erst gar nicht an. Außerdem ist es ihnen angeblich auch zu umständlich, die Erde bröckelt, und überhaupt, man muß ja was tun. Dazu sind die wenigsten bereit.

Das ist auch ein Grund, warum ich glücklich bin, daß der liebe Gott mir einen Dr. Klaus Hoffmann an die Seite gegeben hat. Um der Sache willen – wohlverstanden – bin ich glücklich. Denn heute ist es ja leider so: Wenn ein Laie das Wissen verbreitet, glaubt man ihm nicht. Hat er aber einen "weißen" Kittel an, dann nicken alle und haben Respekt vor dem vorgebrachten Wissen.

Immer wieder höre ich auch die entsetzte Frage: "Frau Friebel, habe ich das tatsächlich richtig verstanden, ich soll auf die offenen Krebsgeschwüre die Heilerde geben? Sagen Sie mal, sind Sie nicht verrückt?"

Lammfromm frage ich dann jedesmal zurück: "Und was haben Sie bis jetzt auf die Wunden getan?" – "Na, die Salben die mir der Doktor oder die Klinik verschrieben hat." – "Ach, ja? Wissen Sie denn auch, was in diesen Salben alles enthalten ist?" – "Nein, warum?" – "Nun, da haben Sie also keine Angst, daß Chemie vielleicht schädlich sein könnte? Nur weil ein Arzt es verschrieben hat, glauben wir tatsächlich, es kann nicht schlimm sein? Kein Arzt ist Chemiker! Chemische Produkte pappen wir auf die Wunden, aber die gute Heilerde, da wollen wir auf einmal große Bedenken anmelden?"

Ich betone dann jedesmal: Die Heilerde ist vollkommen unschädlich. Dann wird man oft sehr still und denkt nach. Wenn wir sehr guter Laune sind, fragen wir in der Regel die Patienten, was wir davon hätten, wenn sie es jetzt tun oder nicht! Dann sind sie vollkommen verdutzt, wachen meistens auf und denken nach.

Pfarrer Kneipp schrieb schon 1888 in einem Buch, wie wichtig Zinnkraut, Heilerde und die Reinigung des Blutes und der Säfte bei Krebs sei. Zinnkraut wie Heilerde haben ja den hohen Anteil von Kieselsäure in sich. Der Pfarrer wußte nichts davon. Seine Erfahrungen haben ihn nur gelehrt, wie sehr es hilft. Er mußte es seinerzeit aus seinem Buch herausnehmen. Das mit dem Zinnkraut und dem Krebs! Warum wohl? Warum wurde das Wissen von Surya nicht beibehalten? Weil es halt zu billig ist: Ernährung, richtige Anwendungen bestimmter homöopathischer Mittel und dann die vielen Bäder und Auflagen, besonders bei dieser Erkrankung! Ich weiß, wovon ich spreche.

Ich bin ja Krebspatientin. Vor ca. sieben Jahren hat man mir gesagt, es ginge bald ans Sterben. Ich habe einfach alles gemacht, wovon ich glaubte, es habe keine Nebenwirkungen. Damals wußte ich noch nicht, daß man ggf. zuerst unter einer Erstverschlimmerung zu leiden hat. Es war grausam, ich weiß also sehr wohl, wovon ich hier spreche. Fangen Sie einfach an, lieber Leser.

Surya wußte darum, hat vielen geholfen, wurde bekämpft, verhöhnt und beschimpft. Menschen mit Rückgrat, die nur helfen wollen, werden immer verhöhnt. Das macht uns aber nicht irre, wir machen einfach fröhlich weiter.

Vor einigen Monaten begleitete ich per Telefon eine Krebskranke. Sie hatte im Bestrahlungsbereich wieder Tumore zurückbekommen. Sie hatte für sich den Entschluß gefaßt, nicht mehr in ein Krankenhaus zu gehen. Wer diesen bitteren Krebsweg einmal gegangen ist und erkannt hat, daß die chemischen Krebsmittel und auch die Bestrahlung letztendlich wieder Krebs erzeugen, der gibt den Kampf auf und kommt zur Natur zurück.

Jene Kranke, die ich eben erwähnte, wollte sich nur von innen reinigen und elegant sterben, so wie ich es selbst seinerzeit angesichts meiner Erkrankung beschlossen hatte. Sie änderte ihre Ernährung total, hielt viereinhalb Wochen eine Spezialdiät konsequent ein und legte dazu jede Nacht Heilerde auf die Tumore unter dem Arm. Er war sieben Zentimeter dicker als der gesunde Arm. Womit ich gar nicht rechnen konnte, war eingetroffen: Der Tumor ging nicht nur bis auf einen winzigen Rest weg, nein, der Arm wurde sogar wieder dünner.

Ich persönlich stehe auf dem Standpunkt – darin ist Dr. Hoffmann mit mir einer Meinung –, was nicht wackelt, wehtut, keine Nebenwirkungen erzeugt, einfach ausprobieren und durchziehen.

Wissenschaft und Heilerde

Lieber Leser, Sie werden es mir vielleicht gar nicht glauben, wenn ich jetzt sage, daß schon um die Jahrhundertwende Wissenschaftler sich eifrig um die Heilerde und ihre Wirkungen bemüht haben. Eigentlich hat man zu forschen angefangen, um zu beweisen, was das doch alles für ein Humbug sei. Doch leider tat die Heilerde ihnen nicht den Gefallen, negative Wirkungen vorzuweisen; im Gegenteil: Je tiefer man forschte, um so unheimlicher muß es den Forschern seinerzeit ums Herz geworden sein. Nur so kann ich mir nämlich das totale Totschweigen erklären. Oder wissen Sie vielleicht einen anderen Grund? Wenn ja, dann werde ich ihn in der nächsten Auflage hier einschieben.

Als ich durch Zufall auf die Heilerde stieß, habe ich damals nicht lange gefragt, ob alles auch wissenschaftlich bewiesen sei. Mein Grundsatz war und ist: Was nicht wackelt, nicht wehtut, keine Nebenwirkungen hat, wird erbarmungslos ausprobiert.

Erst als es mir angesichts meiner Erkrankung durch Heilerde und Ernährungsumstellung erheblich besser ging, hatte ich die Kraft, mich weiter in diese Materie zu vertiefen.

Sie können sich gar nicht vorstellen, wieviel Literatur es über Heilerde gibt. Eine Angestellte des Keppler-Verlages stellt zur Zeit eine Recherche über Heilerde-Literatur an. Immer, wenn es meine Zeit mir erlaubte, habe ich Einblick darin genommen. Natürlich sind die meisten Abhandlungen zwischen 1887 und 1929 geschrieben und gedruckt worden. Doch auch Gegenwartsliteratur beschäftigt sich immer wieder mit der Heilerde.

Wenn Ihnen also Ihr Arzt verklickert, es sei alles nur Quatsch und Einbildung, dann weisen Sie ihn mal fröhlich auf die Bücher im Quellennachweis hin.

Wir Deutschen sind ja besonders wissenschaftsgläubig. Für mich persönlich war es, wie gesagt, nie ausschlaggebend. Wenn ich dann doch diese Werke las, dann nur um zu begreifen, warum die Heilerde jetzt so eine außerordentliche Wirkung erzielt. Also ist die Forschung doch zu etwas nütze. Im Gegensatz zu den meisten Forschern informiere ich mich und gebe das Wissen in logisch verständlicher Sprache weiter, verschweige es also nicht. Ich verdiene ja auch nicht an und mit der Chemie.

Ich möchte nur einfach den Menschen helfen. Wenn ich das mit natürlichen Mitteln kann, dann habe ich insofern etwas davon, weil ich durch mein Tun verhindern kann, daß noch mehr Dünnsäure ins Meer gekippt wird. Wir können also nie sagen, die da oben an der Regierung oder die Chemie ist allein schuld, wenn unsere Umwelt kaputtgemacht wird. Anbieten und kaufen sind halt zwei verschiedene Schuhe. Sie, lieber Leser, haben es ganz allein in der Hand, wie weit man uns unseren Planeten unter dem Po vernichtet. Sie, und nur Sie allein werden dann vielleicht auch mal von unserem Schöpfer zur Rechenschaft gezogen werden. Unsere blaue Kugel ist nichts anderes als ein gigantisches Raumschiff, das durch das All fliegt. Wohin? Wahrscheinlich zu Gott zurück! Also, wir bewegen uns, fliegen wie unsere Raumschiffe. Haben Sie schon mal gehört oder gelesen, daß die Astronauten bewußt ihr Raumschiff zerstören? Es mit Säure begießen? Nein? Sie denken auch gar nicht daran, denn sie müßten ja dann auf der Stelle sterben. Wir zerstören und vernichten aber unser Raumschiff Erde. Jeder für sich ganz alleine. Wir vernichten die Erde, selbst in unseren Blumentöpfen auf der Fensterbank in unseren Wohnungen. Daß wir dann diese Dämpfe, die daraus entstehen, mit einatmen, daran haben wir wohl noch nie gedacht, wie? Wissen wir eigentlich, daß sich in unseren Wohnungen die vergiftetste Luft befindet? Ebenso, daß die größten und gefährlichsten Bakterienstämme sich in OP-Sälen aufhalten? Entstanden und richtig aggressiv gemacht durch die Chemie!

Doch kommen wir zur Erde zurück. Wir können uns also mit Erde heilen. Schließlich kommen wir von der Erde und werden buchstäblich wieder zu Erde.

“Menschen sind Kinder der Erde und darum hat die Erde, alles was sich auf ihr befindet und sie umgibt, materiellen Einfluß auf das irdische Dasein”, das schrieb schon Lorber, er erhielt Durchsagen von Gott.

Die Wissenschaftler machen uns glauben, das ganze Universum sei durch einen Urknall entstanden. In dem Buch: “Gott lebt” sagt dann der Autor zum Wissenschaftler, der ihn besuchte: “Schau mal, mein Globus ist durch einen Knall entstanden.” Kein Wunder, daß der Wissenschaftler ihn verdutzt anschaute. Der Autor sagt ihm dann freundlich: "Ihr sagt, das ganze Weltall sei durch einen Urknall entstanden, so kann also auch ein Globus durch einen Urknall entstehen, nicht wahr?"

"Um einen Globus herzustellen, braucht es schöpferische Kräfte, die ihn entwerfen und planen."

"So? Und hinter dem Weltall glaubt ihr keine schöpferische Kraft? Nur einen Urknall?"

Kein Wissenschaftler der Welt kann Ihnen, lieber Leser, genau erklären, was Energie wirklich ist. Seherische Menschen, oder solche, die Durchgaben erhielten, sprechen von fließender Gottesliebe. Es gibt einen Schöpfer. Ihm müssen wir mal gegenübertreten.

Die Wissenschaftler *müssen* an ihrer Urknalltheorie haften bleiben. Würden sie Gott anerkennen, müßten sie im selben Augenblick aufhören, dessen Schöpfung so brutal zu zerstören. Für die Wissenschaftler ist Gott unbequem. Wer an Gott glaubt, wird frei von Angst und ist nicht mehr manipulierbar.

Aber sehen wir doch mal weiter, was andere Autoren in Sachen Erde zu sagen haben.

Bei Ehrenfried Pfeiffer dürfen wir dann in seinem Buch "Die Fruchtbarkeit der Erde" folgendes lesen: "Wir lernen, daß nicht nur ein Mensch, ein Tier, eine Pflanze ein Organismus ist, daß das Zusammenleben der Pflanzenwelt mit der Erde, von Pflanzen mit Pflanzen in bestimmten Gemeinschaften, von Pflanzen mit Tier und Mensch, sich ebenfalls zu einer organischen Einheit formt.

Wird einer der Teilfaktoren gestört, so bedeutet dieses eine Störung des ganzen Systems."

Dadurch, daß wir unsere Umwelt den Chemikern und nicht den uralten Überlieferungen überlassen haben, scheinen Erde und Pflanzen empfindlicher, launischer geworden zu sein.

“Nur ein umfassender Überblick über den Organismus Erde, als eines in sich geschlossenen Lebewesens, kann hier noch Mittel und Wege zur Besserung finden”, schreibt Pfeiffer.

Jeder Landwirt auf der Welt sollte sich dieses Buch zu Gemüte führen, und um unsere Ernährung auf unserem Raumschiff Erde stünde es bald sehr viel besser.

1977 warnte Pfeiffer schon in seinem Buch die Menschen, daß, wenn man so weitermache, die Erde in rund 40 Jahren erschöpft sein werde.

“In den letzten 200 Jahren wurden von uns mehr ländliche Hilfsquellen zerstört als durch irgendein anderes Volk auf der Erde. Ein Fünftel unserer Erde ist bereits wertloses Land geworden.”

1936 warnte der Chefingenieur Clemens Gillmann in Berlin vor dem Problem der “von Menschen beschleunigten Austrocknung von Erdräumen”.

Wenn der Säurezustand im Boden zunimmt, stirbt eine Kultur! Nicht nur die Bodenkultur, sondern eine Völkerkultur! Dr. Hoffmann weiß schon seit langem, wie leider nur wenige seiner Kollegen, daß fast alle kranken Menschen einen übersäuerten Organismus haben.

Die Schulmedizin hält das für normal, weil sie fast keinen basischen Patienten mehr vorfindet. Das sollte uns doch schon sehr nachdenklich stimmen.

Begreifen wir endlich, wenn das Gleichgewicht der Erde gestört wird, wird der Boden krank und leidet unter anderem an Stoffwechselstörungen, an eben derselben Krankheit, an der wir leiden müssen, wenn wir Krebs bekommen haben. Auch die Mehrzahl aller anderen Krankheiten wird durch Stoffwechselstörungen verursacht.

Umgekehrt wissen wir aber jetzt, daß wir uns mit *Erde heilen* können! Sind wir wirklich so verrückt, daß wir ungeniert weitermachen, obwohl wir jetzt die Wahrheit wissen? Also, ich nicht! Seit meiner Erkrankung vor über sieben Jahren bin ich gründlich aufgewacht. Wie wichtig für mich richtige Ernährung ist, habe ich in meinen anderen Büchern beschrieben. Richtige Ernährung kann ich mir nur zubereiten, wenn ich meinen Raumschiffplaneten nicht mit Giften überflute. Ich bin also der Übeltäter! Nicht die Regierung, nicht die Chemie! Noch zwingt man uns nicht, Gifte zu kaufen! Wir tun es freiwillig! Oder sagen wir mal, weil wir zu faul geworden sind, um nachzudenken! Gibt es sonst noch einen Grund, daß ich einfach so wie bisher weitermache? Auch wenn ich weiß, daß nur gesunde Erde mich gesund hält? Durch Auflagen, durch Einnehmen, durch Ernährung! Es ist ein vollkommener Kreislauf. So wie Gott auch bei der Erschaffung unserer Erde sich sehr wohl alles gründlich überlegt hat, so wachsen z. B. Südfrüchte nur in heißen Zonen, weil man sie dort zum Verzehr gebraucht, um sich von innen abzukühlen. Wir stellen den göttlichen Plan auf den Kopf und suggerieren den Menschen: “Eßt mehr Südfrüchte im Winter und ihr bleibt gesund.” Das Gegenteil ist der Fall. Übrigens, nach acht Tagen Pflückzeit ist kein Vitamin C mehr in den Südfrüchten. Was bleibt, ist Fruchtsäure und Fruchtzucker! Das macht doch nichts, die Leute, die im Winter das Obst einführen, wollen verdienen. Was kümmert jene, daß sie die Ernährungsweise auf den Kopf stellen?

Halten Sie Ihre Erde rein. Auch Ton ist Erde! In dem Buch: “Heilung durch Tonerde” von Raymond Dextreit las ich folgendes: “Die Kenntnis von der Zusammensetzung der Tonerde erklärt noch nicht, wieso sie imstande ist, rote Blutkörperchen zu erzeugen. Und doch kann man mittels des Blutsenkungstests nach einmonatiger Behandlung mit Tonerde leicht nachweisen, daß eine sehr eindrucksvolle Vermehrung der roten Blutkörperchen erfolgt ist." Oder: "Die Tonerde reguliert den Stoffwechsel und ist ein Stärkungsmittel für zahlreiche Organe, unter anderem für das Herz."

In Adolf Justs Heilerdebuch durfte ich auch folgendes lesen: "Man erzählte von auffallenden Kräftigungen und Verjüngungen, selbst in vorgerücktem Alter."

Dr. med. Jos. Fallscheer hat schon um 1921 ärztliche Gutachten über die Heilerde verfaßt. Er schrieb darin folgendes: "Der in der Heilerde enthaltene Kalk kann bei Kalkmangel der Gewebe aufgesogen werden. Er wirkt im Blut entsäuernd, regt die Tätigkeit der Nieren an und bewirkt eine Anreicherung der Gewebe in diesem wichtigen Funktionsmittel, ein Vorgang, den man angesichts der großen Kalkarmut unserer Nahrung nur begrüßen kann. (Daher ist die Heilerde auch das beste Mittel bei Arterienverkalkung, bei der es an natürlichem Kalk fehlt.)

Der *Kalk* bewirkt auch eine Entwässerung der Gewebe und erhöht dadurch ihr spezifisches Gewicht und die Seuchenfestigkeit des Organismus. Daher die guten Erfolge der Kalktherapie, besonders bei der sogen. Kochsalzdysämie (Verwässerung der Gewebe und Säfte durch Kochsalzmißbrauch), bei relativer Schwäche der Nieren und des Herzens. Wir können somit die teuren chemischen Kalkpräparate sehr wohl durch den Kalk der Heilerde ersetzen, zumal wir in diesem alten Volksheilmittel noch zwei weitere Erdenstoffe haben, die die Wirkung des Kalkes potenzieren: Eisen und Kieselsäure.

Eisen vermag den im Darm sich bildenden giftigen Schwefelwasserstoff zu ungiftigem Schwefeleisen zu binden. Dieser

Fähigkeit verdankt das Eisen in erster Linie seine Bedeutung bei der Behandlung der Blutkrankheiten. Der durch Darmfäulnis entstehende Schwefelwasserstoff ist, in die Blutbahn aufgenommen, eine Hauptursache von Kopfweh, Übelkeit, Müdigkeit, Appetitlosigkeit und Herzklopfen, Symptome, wie sie besonders der Blutarmut eigen sind. Der Stuhlgang wird bei Heilerdeessern durch das Schwefeleisen grauschwarz bis schwarz gefärbt und verliert seinen penetranten Geruch. Überhaupt werden die Stühle bei der Heilerdekur nicht nur reichlicher, sondern auch bedeutend weniger übelriechend, mit anderen Worten: Die Heilerdekur vermag die Selbstvergiftung vom Darm aus wesentlich einzuschränken.

Die *Kieselsäure* wird in neuerer Zeit sowohl in Form von kieselhaltigem Kräutertee (Zinnkraut) als auch in Mineralwassern mit Erfolg bei Tuberkulose, Rheuma, Gicht und Fettsucht angewandt. Ihre Beziehungen zu den Knochen, der Haut, den Haaren und Nägeln und zum Bindegewebe sind den biologisch denkenden Ärzten längst bekannt. Durch die Heilerde wird der Organismus in die Lage versetzt, einen etwaigen Mangel an diesem wesentlichen Lebensstoff leicht zu decken.

Ich selbst habe vor einigen Jahren einen schweren Fall von Knochenmarkentzündung am Oberschenkel, mit Bruch des Röhrenknochens und mehrjähriger Eiterung, bei beständiger Anwendung von Lehmwickeln zur Ausheilung gebracht. Natürlich wurde auch parallel dazu die Ernährung umgestellt.

Chirurgischerseits wollte man amputieren. Ein junges Mädchen mit ausgedehnter Karies (Knochenfraß) am Unter- und Oberschenkel, bei dem auch die Amputation für notwendig erklärt wurde, konnte durch die Lehmkur vollständig hergestellt werden. Die schönsten Triumphe erzielte man mit der Heilerdekur bei den Unterschenkelgeschwüren, dem "Kreuz der Ärzte". Wie gesagt, diese Berichte stammen aus dem Jahre 1922.

Dr. Hein Dittmann schrieb 1940 ein Buch mit dem Titel "Über äußere Behandlung von Hautkranken mit Heilerde". Darin kann man wiederum eine chemische Analyse finden mit folgenden Werten:

Kieselsäure SiO_2	64,8%
Eisenoxyd Fe_2O_3	4,7%
Aluminiumoxyd Al_2O_3	6,9%
Calciumoxyd CaO	7,3%
Magnesiumoxyd MgO	2,1%
Kaliumoxyd K_2O	2,9%
Natriumoxyd Na_2O	2,5%

Daneben wurden noch Spuren von Mangan- und Phosphorsäure gefunden.

Im Mineralogischen Institut der Universität Jena wurde dann eine spektrographische Untersuchung durch Jung vorgenommen. Ergebnis:

Borsäure B_2O_3	0,03%
Chrom Cr	0,02 bis 0,05%
Strontium Sr	0,01%
Vanadium V	0,01%
Zirkonium Zr	0,01%
Kupfer Cu	0,001 bis 0,01%
Barium Ba	0,01%
Nickel Ni	0,005%
Gallium Ga	0,005%
Zinn Sn	0,001%
Blei Pb	0,001%

Ich habe diese Tabelle nur aufgeführt, damit Sie, lieber

Leser, erstens erfahren, daß man schon immer wußte, wie heilkräftig die Heilerde ist, zum anderen, falls Chemiker dieses Buch lesen, damit sie auch was zu freuen haben.

Man hat also auf chemisch-biologischem Wege die Brauchbarkeit und Wichtigkeit der Heilerde für die Magen-Darmentgiftung bewiesen. Schon damals wußten gute Ärzte zu berichten: "Die chemisch-pharmazeutische Industrie hat für den gleichen Zwecke vielerlei Präparate zur Verfügung. Keines von ihnen entspricht dem biologischen Empfinden und dem naturverbundenen Heilinstinkt des Menschen so sehr wie die Heilerde, Luft, Licht und Wasser.

Ernährung, seelische Einwirkungen und auch die Erde sind die bildenden Einflüsse, deren sich das Leben seit Jahrmillionen zur Erfüllung seiner Aufgaben bediente und bedient."

Dieses sagte Dr. H. Bottenberg, Arzt aus München, 1936.

Der gleiche Arzt sagt auch: "Interessant zu wissen ist auch, daß man für Lungenkranke die Heilerde benutzte. Es sind Kranke, deren allgemeine und unbestimmte, organhaft noch nicht fixierte Beschwerden die Maske für ein frischeres Aufflammen tuberkulöser Herde abgegeben haben – deshalb wurden sie dem Tuberkulosefacharzt zu Begutachtung und Behandlung zugewiesen –, eine Maske, hinter der sich jedoch Störungen ganz anderer Art verbergen.

Die Kranken klagen über allgemeine, körperliche und geistige Leistungsfähigkeit, über rasche Ermüdbarkeit und Mattigkeit mit leichten Gliederschmerzen, über Schlafstörungen, Appetitlosigkeit, Neigung zu Kopfschmerzen über Herzbeklemmungen und leichter Kurzatmigkeit. *Dabei leiden die Kranken an Verstopfung.*"

Für mich ist es immer wieder eine einmalige Sache, wenn ich lesen darf, wie oft man immer wieder der Wahrheit auf der

Spur war. Die Menschen wurden zeitweise richtig behandelt, doch dann wurde dieses gute Wissen einfach wieder "vergessen".

Wie wichtig die richtige Darmfunktion für einen Kranken ist, das können Sie im Darmkapitel von Dr. Hoffmann nachlesen.

Franz X. Mayr und andere Ärzte wußten schon lange, daß eine Selbstvergiftung wichtige Ursache vieler Krankheiten ist. Trotzdem wird auf dieses Krankheitsbild und seine sinngemäße Behandlung auch heute noch viel zu wenig geachtet.

Einfacher ausgedrückt: Kein Arzt saniert den Darm. Darin liegt alles Übel eingepackt, wenn man auch heute noch nicht richtig gesund wird. Die Schulmedizin besteht noch immer darauf, nur die Symptome zu behandeln, indem diese in der Regel mit scharfen Mitteln unterdrückt werden. Saniere ich aber den Darm, ändere die Ernährungsweise, beseitige ich die Ursache vieler Erkrankungen.

M. Vogel, Reichstagung der Reichsarbeitsgemeinschaft für "Neue deutsche Heilkunde", Wiesbaden, April 1936, schrieb schon: ". . . daß die Heilerde bei ihrer Wanderung durch den Verdauungskanal chemische Veränderungen, vor allem einen wesentlichen Basenverlust erleidet, so daß mit einer Verschiebung des Säure-Basen-Verhältnisses im Körper nach der basischen Seite hin gerechnet werden kann."

Wie wichtig gerade dieser Punkt für unsere Gesundheit ist, haben wir ja schon in unserem Buch: "Nahrung für deine Seele", Laredo Verlag, München, ausführlich beschrieben. Wir, damit meine ich Dr. Hoffmann und mich.

Vogel behandelte bei einer Studie 20 Asthmatiker und 30 Hypertoniker und stellte fest: "Grundlage der Wirkung ist nicht bloß das hohe Adoptionsvermögen der Heilerde für

Darmgifte und saure Valenzen, sondern auch die Verschiebung des Säure-Basen-Verhältnisses im Körper nach der basischen Seite hin und die Eindämmung der Erregbarkeitssteigerung."

Ein anderer Arzt fand sogar heraus, daß für bestimmte, scheinbar neurasthenische Störungen *älterer Männer* die Heilerde nicht selten eins der besten Heilmittel ist. Er betonte besonders das Entgiftungsgefühl, das die Patienten nach der innerlichen Heilerdeanwendung verspürten.

In der kleinen Broschüre, erschienen im Hippokrates Verlag, "Heilerde in der Hand des Arztes", erklärt man wiederum sehr genau, wie schlimm eine Übersäuerung des Körpers für einen Menschen ist; beschreibt genau, daß die Basenzufuhr lebenswichtig ist, wenn man krank ist. Ich möchte aber nochmals betonen, nicht nur eine Basenzufuhr allein genügt, man muß *immer* die Ernährung umstellen. Mit der Ernährung haben wir eine Waffe, mit der wir uns krank oder gesund machen können. Wir essen, um zu leben; und leben nicht, um zu essen!

Ich habe mich durch viele wissenschaftliche Studien wie ein Bücherwurm durchgewühlt. Manchmal hatte ich einen richtigen Rappel im Kopf. Schließlich bin ich keine Chemikerin. Und doch habe ich alles verstanden. Mir geht es nur darum, zu beweisen, daß es wirklich und wahrhaftig in allen Epochen Wissenschaftler und Ärzte gab, die von der Heilwirkung der Erde nicht nur schrieben, sondern sie auch zum Wohle ihrer Patienten angewandt haben.

Ein Münchner Frauenarzt, Dr. Max Nassauer, hat sogar die Austrocknung des Scheidenausflusses damit bewirkt. Er schreibt in seiner kleinen Broschüre: "Wenn wir eine Fläche mit übermäßiger oder krankhafter Absonderung zu behandeln haben, sei es nun die Haut, eine Wundfläche oder dgl., so greifen wir instinktiv zu austrocknenden Mitteln, vor allem streuen wir gern Pulver auf. Nur beim Fluor genitalis hat sich bis heute in Ärzte- wie in Laienkreisen der Brauch häufigerer Spülungen erhalten. Automatisch greift man immer noch zum Irrigator und macht damit die Scheide zum Tummelplatz chemischer Wasserkünste. Wir stören damit den bei Fluor ohnedies häufig beeinträchtigten natürlichen Selbstschutz der Scheide, hemmen die Bildung der normalen Abwehrstoffe, machen die Schleimhaut für Infektionserreger zugänglich und drängen die Bakterienflora in eine falsche Richtung. Erfahrene Ärzte lehnen deshalb auch alle ätzenden Flüssigkeiten ab. Am besten eignet sich hier die schon den Ärzten des Altertums bekannte, wieder ans Licht gebrachte Behandlung mit anorganischen Erden."

Immer wieder betonen die damaligen Ärzte ausdrücklich: "Mit einer Heilerdebehandlung treiben wir eine Arzneitherapie im Sinne einer Zufuhr-, Ersatz- oder Reizbehandlung. Die Kieselsäure und der Kalk stehen hierbei zuoberst. Da die Mineralbestandteile der Heilerde wegen ihrer kolloidalen Beschaffenheit einerseits und ihrer teils guten Löslichkeit andererseits leicht vom Organismus aufgenommen werden können, dürften sich allein schon hieraus die Erfolge erklären, die durch länger dauerndes Einnehmen von Heilerde zu erzielen sind."

Dr. med. Botenberg, Frankfurt, hat 1935 schon gute Erfolge auch mit dem *Heilerdepuder* (heute noch in jeder Apotheke oder Drogerie erhältlich) zum Einstäuben bei Mittelohrkatarrhen, Furunkeln der Gehörgänge und bei chronischem Ausfluß gemacht.

Es hat sich gezeigt, daß Personen, die, ohne krank zu sein,

regelmäßig Heilerde einnehmen, viel weniger anfällig sind.

1936 waren bereits nicht weniger als *109* einschlägige Arbeiten über Heilerde und Lehm verfaßt.

Es wurden sogar chemische Untersuchungen von Erde, die nach Darmpassagen aus dem Kot zurückgewonnen ist, vorgenommen. Dabei fand man heraus: "Es ist ohne weiteres ersichtlich, daß die Zusammensetzung der Koterde eine andere geworden ist. Der Gehalt an Kieselsäure ist um 4 % höher, der Kalk 4 % niedriger. Die Werte für die übrigen Anteile erscheinen zunächst erhöht.

Der absolute Gehalt an Kieselsäure kann sich unmöglich auf dem Wege durch den Darmkanal erhöht haben (was z. B. für Kalk nach den Erkenntnissen über den Kalkstoffwechsel möglich wäre). Die prozentuale Erhöhung kann also nur darauf zurückzuführen sein, daß die Erde auch nach Abzug des Glühverlustes einen weiteren Verlust an Basen erlitten hat, der zumindest dem Zuwachs von Kieselsäure entspricht.

Nur dazu konnten diese Untersuchungen zunächst dienen, festzustellen, daß durch den Genuß von Heilerde dem Körper die wichtigsten Basen von Eisen, Calcium, Magnesium, Kalium und Natrium in reichlicher Menge in löslicher Form angeboten werden ohne gleichzeitige Zufuhr von löslichen Säuren. Soweit der Körper überhaupt die Möglichkeit hat, anorganische Stoffe zu resorbieren, ist ihm jedenfalls bei dem Gebrauch von Heilerde die denkbar günstigste Ausnutzungsmöglichkeit geboten."

Ergebnis der Studie:

"An Heilerde, die Magen und Darm durchwandert hatte, wurde festgestellt, daß die Erde im Magen-Darm-Kanal tatsächlich chemische Veränderungen erleidet. Der Gehalt an Basen verringert sich wesentlich. Eine Anreicherung des Körpers mit Basen erscheint so auf dem einfachsten und billigsten Wege möglich. Auch die lösliche Menge von Kieselsäure ist so groß, daß gegebenenfalls eine therapeutische Einwirkung erwartet werden kann."

Ärzte und Chemiker, die Näheres über diese Studie wissen möchten, besorgen sich doch bitte denn Sonderdruck: "Über Wesen und Wirkungen von Heilerden" von Dr. phil. Rudolf Kunze und Professor Dr. med. Martin Vogel, Dresden. Sonderdruck aus "Der Balneologe" 3. Jahrgang, 1936, Heft 2.

Lieber Leser, hoffentlich habe ich Sie nicht zu sehr mit dem Fachwissen traktiert. Zum besseren Verständnis ist es aber einfach wichtig, die genauen Hintergründe zu kennen, zumal wenn man die Heilerde weiterempfiehlt. Es wird Ihnen auch passieren, wenn Sie jetzt in Ihrem Bekanntenkreis von Ihren guten Erfahrungen sprechen, daß man Sie anzweifelt und alles für Humbug hinstellen will. Wenn Sie dann dieses Buch empfehlen würden, würde man darüber lachen, wenn nichts Wissenschaftliches darin enthalten wäre.

Der Spruch: "Na ja, sie ist ja man bloß eine Schriftstellerin und ein spinnerter Naturarzt, warum sollen wir denen jetzt glauben?" würde sogleich fallen.

Ich kann mit solchen Sprüchen leben, Dr. Hoffmann übrigens auch. Doch um der Sache willen möchten wir, daß man mal darüber nachdenkt, warum es so und nicht anders sein muß.

Wenn wir wieder gesund werden wollen, geht es niemals mit der Chemie!

Jede Krankheit ist heilbar, aber nicht jeder Kranke! Ich habe zu meiner grenzenlosen Verblüffung feststellen müssen, daß selbst manche/viele Krebspatienten ihre Krankheit brauchen. Sie merken oft gar nicht, daß sie Vampire werden, Gefühle absaugen, und dann wundern sie sich, daß sie nicht gesund werden. Wenn Sie, lieber Leser, also den hübschen Satz zu hören bekommen: “Nein, das kann ich nicht, Erde essen, pfui, dazu wirst du mich im Leben nicht bekommen”, dann können Sie sicher sein, daß dieser Mensch nicht gesund werden will.

Seinerzeit in meiner verzweifelten Lage habe ich *alles* ausprobiert, was irgendwie mein Immunsystem ankurbeln würde, um wieder gesund zu werden.

Wenn man gesund werden will, kann man alles.

Wie mir mal eine todkranke Patientin am Telefon sagte: “Frau Friebel, und wenn man mir sagen würde, der Vogeldreck in der Dachrinne würde mir helfen, dann hole ich mir eine Leiter und kratze es mir aus der Dachrinne ab.”

Wichtig ist halt, daß wir endlich von dem Denken herunterkommen, ein buntes oder kariertes Pillchen würde mir meine Gesundheit wiedergeben.

Neulich auf einer Party sagte Dr. Hoffmann einen sehr beziehungsvollen Satz zu einem Gast. “Sagen Sie mir doch einmal, welcher Arzt hat jetzt recht, der, der therapiert, oder der, der heilt?”

Zum Schluß möchte ich noch einen Satz zum Nachdenken bringen: Auch wenn unser Darm seit Jahrtausenden an teilweise sogar recht grobe “Verunreinigungen” aller Art gewöhnt ist, heißt das noch lange nicht, daß er dieses für immer hinnimmt.

Lesen Sie jetzt, was Dr. Klaus Hoffmann in Sachen Darm zu sagen hat.

Der Darm – unser Schicksalsorgan

Kein anderes Organ hat eine so weitreichende Bedeutung für unsere Gesundheit wie der Darm. Nicht nur, daß er für die Aufnahme von Nährstoffen verantwortlich ist, er ist auch entscheidend für die Funktion vieler weiterer Organe. In der chinesischen Medizin wird der Darm z. B. als Vater der Trübsal bezeichnet. Erkennen Sie, warum so viele ältere Menschen Trübsal blasen? Sie haben ihren Darm über Jahre und Jahrzehnte hinweg so in Unordnung gebracht, daß an eine normale Darmfunktion nicht mehr zu denken ist. So wird eines unserer wichtigsten Organe unter anderem zum wichtigsten Störfaktor unserer Psyche. Ein Organ, das zur Aufnahme lebenswichtiger Nährstoffe und zur Ausscheidung von Schlakkenstoffen dient, wird zur Fäkaliengrube. Stellen Sie sich vor, daß ein Darmabschnitt, der unter normalen Umständen die Lumenweite einer mittleren Mandarine hat, durch chronische Erkrankungen sich zu einem über kindskopfgroßen Hohlorgan weitet, in dessen Mitte vielleicht noch eine bleistiftdicke Passagestraße für Stuhlreste besteht.

Alle Aussackungen dieser Darmschlingen sind im übrigen gefüllt mit überalterten Fäkalien, deren Giftstoffe pausenlos unseren Organismus überschwemmen. Was sind die Folgen? Chronische Belastungen der Leber, die der Entsorgung dieser Toxine nicht mehr gewachsen ist. Leberschäden als Folge der Giftstoffüberflutung stellen sich ein.

Wissen Sie auch, daß die Haut nicht nur ein Spiegelbild der Seele ist, sondern viel häufiger noch auf primäre Darmschäden und sekundäre Leberschäden hinweist? Bei Neurodermitis und Schuppenflechte, genauso wie bei weiteren ekzemartigen Erkrankungen der Haut, haben wir die Ursachen in den

Störungen dieser Organe: 1. Darm, 2. Leber zu suchen.

Krebserkrankungen als enorme Herausforderung an unsere moderne Medizin gehen mit einer chronischen Darmtoxikose (Vergiftung aus dem Darm) einher. Eine Besserung dieser schweren Krankheit ist kaum denkbar ohne eine Genesung des Darms. Schon der Pathologiestudent lernt, daß der Tod beim Krebskranken nicht deswegen eintritt, weil irgendwo im Körper Metastasen aufgeschossen sind, sondern weil der Organismus zu guter Letzt der Vielzahl der anfallenden Giftstoffe nicht mehr Herr wird. Wo soll diese Vielzahl der Giftstoffe herkommen, wenn nicht aus dem Darm? Diese Überladung des Körpers mit einem Übermaß an Toxinen führt letztendlich auch dazu, daß mancher Krebskranke vor seinem Tod in einen komatösen Zustand verfällt.

Wer sagt uns eigentlich, daß ein Krebsknoten bösartig sei? Hat nicht alles, was unser Körper macht, einen tieferen Sinn? Ist es letztendlich nicht eher ein Zeichen unserer mangelnden Erkenntnisfähigkeit, sinnvolle Regulationsvorgänge unseres Organismus als Fehler zu betrachten?

Welche Mutter versteht heute schon den Sinn eines Fiebers? Unterstützt von einer Schar nichtwissender Ärzte, wird dem Kind bei jedem fieberhaften Infekt ein Zäpfchen eingefriemelt. Nicht umsonst hat das Fieber eine Abwehrkraft gegen Bakterien und Viren. Jede künstliche Unterdrückung des Fiebers muß als eine Verzögerung der Abwehrschlacht unseres Körpers angesehen werden. Die moderne Medizin bestätigt sich hier meist als Verzögerer der Gesundung. Nicht Helfer, sondern Unterdrücker der Heilvorgänge sind viele moderne Medikamente. Kommen wir schon zu der Erkenntnis, daß eine Fiebersenkung mit chemischen Mitteln meist unsinnig ist, betreiben wir dann doch dieselbe Strategie ohne Medikamente, z. B. mit Wadenwickeln. Aber auch dies ist der Ausheilung eines Infektes nicht dienlich, da hier dasselbe – nämlich die Unterdrückung der fieberhaften Heilreaktion – ohne chemische Mittel erfolgt.

Hätte die Natur das Fieber nicht gewollt, hätte sie es nicht erschaffen. Was hat man früher mit fiebernden Kindern getan? Zuallererst hat man dem kranken Kind einen Einlauf gemacht. Warum gerade einen Einlauf? Weil auch hier der Darm eine wichtige Funktion hat. Denn gerade er kann eine wahre Brutstätte von Milliarden oder Billionen von Krankheitskeimen sein. Zusätzlich schwächen seine Giftstoffe die körpereigene Abwehr. So wird der Darm wiederum zum Schicksalsorgan auch bei diesen Erkrankungen. Erkennen wir die Zusammenhänge, so werden wir dem Kranken die richtige Therapie angedeihen lassen können.

Immer wieder fragen Mütter: Kann ein Fieber nicht gefährlich sein? Wenn wir erkennen, daß nicht das Fieber der Feind des Kranken ist, sondern die geschwächte Abwehr und der kranke Darm, werden wir dahin kommen, diese Erkrankungen sinnvoller zu behandeln. Natürlich werden wir bei einem Kind, das einen Herzfehler hat, zwecks Kreislaufschonung eine milde fiebersenkende Therapie durchführen können. Aber sollen wir 98 Prozent aller Kinder verkehrt behandeln, um ein bis zwei Prozent Komplikationen vermeiden zu können? Auch einem Kind mit Fieberkrämpfen wird man eine Therapie mit fiebersenkenden Methoden zugute kommen lassen. Danach allerdings müssen wir die Ursachen der Fieberkrämpfe beseitigen, nämlich häufig Mangel an Magnesium und Vitamin B6, um nicht bei jeder neuen fieberhaften Reaktion wiederum zu Zäpfchen oder Wadenwickeln greifen zu müssen.

Auch die alteingeführte Unsitte, dem fiebernden Kind durch hartnäckiges Zureden “kräftigende” Nahrung zuführen zu wollen, schadet dem Heilprozeß. Hätte die Natur gewollt, daß ein Kranker sich den Bauch vollschlägt, hätte sie ihn mit einem kräftigen Hungergefühl ausgestattet. Doch die Natur tut das Gegenteil. Sie schont das erkrankte Organ Darm, um die Heilungsprozesse voranzutreiben. Beobachten wir einfach die Natur, und vieles wird uns plausibel.

Was tut ein kranker Hund? Nimmt er Nahrung zu sich? Oder fastet er? Warum nimmt er Erde auf? Hat ihn sein Instinkt gelehrt, daß die Erde in seinem Darm die Giftstoffe aufnimmt? Instinktiv handelt das kranke Tier vernünftiger als die Mehrzahl intellektueller Menschen. Die moderne “Wissenschaft” hat dazu geführt, daß wir uns einem sinnvollen Verhalten noch weiter entziehen. Oder lassen wir uns als wissenschaftlich ausgebildete Akademiker unseres Verstandes berauben und werden einer werbeträchtigen Pharmazie hörig?

Mancher Mediziner, so scheint es, ist gar nicht mehr eigener Überlegungen fähig. So folgen viele Ärzte in einer Art Herdentrieb den neuen “Errungenschaften” der modernen Medizin, wohl in dem Glauben, weiser als die Natur zu sein. Und manche Mütter, die noch nicht den Blick für das Natürliche verloren haben, werden mitleidig oder herablassend behandelt.

Weiter oben haben wir schon erwähnt, daß auch ein Krebsknoten einen Sinn haben könnte. Die Bösartigkeit haben wir Menschen ihm angedichtet. Und könnte es nicht so sein, daß der Knoten in Wahrheit ein Freund und Helfer unseres Körpers ist, und daß dieser die “bösartigen” Zellen nur deswegen bildet, weil er in Form einer Art Mülldeponie schädliche Stoffe im Körper ablagert, derer er sonst nicht Herr wird? Wodurch sonst wäre es erklärbar, daß im Fasten – zumal bei beginnenden Geschwulsterkrankungen – die meisten Knoten wieder kleiner werden, und sich damit ein tiefgreifender Entschlackungs- und Entgiftungsprozeß anzeigt, der das Fasten als fundamentale Therapie erkennen läßt?

Warum wird der Darm zu einem so riesigen Giftstoff- und Kloakenreservoir?

Stellen Sie sich vor: Sie würden in einen Motor ständig minderwertiges Öl hineinschütten. Wie lange würde die Präzision dieses technischen Gebildes davon unbeeinflußt bleiben? Beim Darm liegen die Verhältnisse noch komplizierter. Die schlechte Nahrung schadet ihm sicher zuallererst selbst. Es kommt zu Gärungs- und Fäulnisprozessen, zu Stauungen, Erweiterungen und Ablagerungen im Bereich der Darmschlingen. Die Mikroflora wird im höchsten Maße geschädigt, so daß von Milliarden oder Billionen physiologischer Darmbakterien manches Mal kein einziges mehr nachweisbar ist. Da wir wissen, daß diese kleinen Mikroorganismen vielfältige Funktionen, unter anderem auch in der Versorgung mit Vitaminen für unseren Körper haben, die sie selbst bilden, werden Sie sich vorstellen können, daß Störungen hier zu entsetzlichen Mangelzuständen bestimmter Vitamine beitragen können, die wir als Hypovitaminosen bezeichnen. Statt dessen siedeln sich reiche Fäulnisbakterien an, deren Giftstoffe unsere Abwehr- und Ausscheidungssysteme im höchsten Maße belasten. In übergroßer Anzahl können diese Erreger Akuterkrankungen, z. B. Typhus, hervorrufen.

Was aber noch wesentlich schlimmer ist, ist die Tatsache, daß latente Störungen der Darmflora zu einem ständigen Giftstoffreservoir in diesem Organ beitragen. Viele Folgeerkrankungen gehen dann hiervon aus: Asthma, Neurodermitis,

Depressionen, Herzbeschwerden durch Überblähung von Magen und Darm sowie auch Herzrasen und unregelmäßiger Herzschlag. Hoher und niedriger Blutdruck werden häufig durch Darmstörungen aufrechterhalten. Wenn wir also dieses wichtige Organ pflegen und gesunden lassen, werden wir damit eine Vielfalt weiterer Folgeerkrankungen bessern, häufig sogar heilen können.

Wenn wir also schlechte Nahrung dafür verantwortlich machen, daß es zum Auftreten einer Vielzahl von Darmproblemen kommt, so werden wir natürlich auch an eine Änderung unserer Lebens- und Ernährungsweise denken müssen, um hier optimale Erfolge erzielen zu können. Wie oft hört man Menschen sagen: "Wenn ich auf dies oder jenes verzichten muß, dann möchte ich lieber sterben." Nicht selten ist es dann auch so, daß dieser Spruch sehr früh Realität wird. Unsere verkürzte Lebenserwartung wird am weitestreichend geprägt durch die Art unserer Ernährung. Die ganze Kunst, lange zu leben, besteht darin, unser Leben nicht zu verkürzen. Ohne weiteres könnte der Mensch 120 bis 150 Jahre alt werden. Häufig wird er indes nur 70 Jahre alt.

Einige unserer Mitbürger werden sogar in jungen Jahren schon durch Krebserkrankungen, Herzinfarkte und weitere Zivilisationskrankheiten hinweggerafft. Bereits bei Kleinkindern stellen wir heute Arterioskleroseerkrankungen fest, die keine andere Ursache haben als unsere unnatürliche Kost. Bei untersuchten US-Soldaten, die im Vietnamkrieg gefallen waren, hat man bei 80 % der 24jährigen bereits ausgeprägte Arterioskleroseerkrankungen festgestellt.

Mithin haben wir selbst über unsere Ernährung den wichtigsten Schlüssel zu Krankheit oder Gesundheit in der Hand.

Immer wieder trifft man dann Leute, die sagen, daß sie

schon so alt seien und daß eine Ernährungsumstellung keinen Sinn mehr hätte. Doch halten wir uns die Erfahrungen des amerikanischen Arztes Dr. Walker vor Augen: Dieser stellte im Alter von über 65 Jahren wegen schwerer Erkrankung seine Ernährung um. Er wurde dann immerhin noch knapp 120 Jahre!

Viele von uns würden angesichts eines so hohen Alters die Hände über dem Kopf zusammenschlagen. Manche sagen: “Ich möchte doch nicht als Mumie herumlaufen! Gewiß ist es keinesfalls erstrebenswert, Alter in einem Stadium von Siechtum zu verbringen, gefüttert, gewaschen und auf die Bettpfanne gesetzt zu werden von Pflegepersonal oder aufopfernden Angehörigen. Wenn ich jedoch im Alter von 120 Jahren die Vitalität eines 70jährigen hätte, meine Gelenke und meinen Geist normal gebrauchen könnte, warum sollte ich dann nicht dieses normale (!) Alter erreichen wollen? Warum also muß ich mich unbedingt frühzeitig von Zivilisationskrankheiten dahinraffen lassen?

Viele von uns geben im Laufe der Jahre Tausende von Mark für Pflege- und Faltenmittel aus. Bröckeln die Sachen ab, kommt unsere vorgealterte Haut gleich wieder zum Vorschein. Es ist so, als wenn wir eine Roststelle am Auto überlackieren. Sie sieht zwar anders aus, ist aber gleichwohl weiter da. Darmpflege und richtige Ernährung wären eine viel bessere Strategie, gewissermaßen eine Kosmetik von innen heraus. Sie bewirken langfristige Erfolge. Krähenfüße, verrunzelte und tiefgefurchte Haut sind Folgen chronischer Darmerkrankungen auf dem Boden einer Fehlernährung und daraus sich ergebender Mangelzustände an Vitaminen, Mineralien, Spurenelementen und Kieselsäure. Weniger Kaffee, Schwarztee, Limonaden, Obstsäfte und alkoholische Getränke, dafür mehr

Kräutertees, Mineralwasser, Gemüsebrühe und Gemüsesäfte; weniger Weißmehl, Zucker, Honig und Brot, dafür mehr Keimlinge, Salate, Gemüse und nichtsäuernde Brote, Müslis aus Buchweizen, Hirse, Soja und Amaranth; weniger saure Obstsorten wie Zitrusfrüchte, Pfirsiche, Weintrauben, grüne Äpfel etc., dafür mehr basisches Obst wie Melonen, Kürbisse, frische Feigen und Datteln usw.; weniger Essig- und Joghurtdressing, dafür mehr kaltgepreßte Öle, Brottrunk und Sahne; vor allen Dingen aber viel weniger tierisches Eiweiß, einschließlich des Milcheiweißes (!). Dies wären wichtige Ernährungsvoraussetzungen, unserem Darm und damit dem ganzen Organismus Hilfestellung zu leisten.

Aber nicht nur darauf kommt es an. Auch bei den richtigen Speisen können wir des Guten zuviel tun. Der Darm bewältigt diese Riesenportionen nicht mehr, seine Inhaltsstoffe fangen an zu gären und zu brodeln. Vermehrte Bildung von Darmtoxinen, gestörte Darmbewegungen, Überblähungen aller Darmschlingen mit aufgetriebenem Leib und Unwohlsein, Zwerchfellhochstand und vieles andere mehr sind die Folgen. Kleinste Mahlzeiten, die bei wirklichem Hunger (aber nur dann!) in kurzen Abständen wiederholt werden können, bessern oft drastisch den Allgemeinzustand bei Schwerkranken. Krebskranke, die zuvor appetitlos waren, blühen regelrecht auf und verzehren ihre Speisen wieder mit Genuß. Der gärfreudig aufgetriebene Leib fällt in sich zusammen, die Figur wird ansehnlicher.

Ein wichtiges Darmpflegemittel könnte in diesem Zusammenhang die Heilerde darstellen. Wenig andere Maßnahmen haben einen so tiefgreifenden Einfluß auf die Gedärme und die Selbstvergiftung des Organismus vom Darm her wie diese. Ein Hund, der erkrankt ist, verhält sich, wie die Natur es uns vorgibt: Er verweigert feste Nahrung, trinkt jedoch Wasser, nimmt Erde und evtl. Gras auf. So einfach macht es uns die Natur. Wir könnten auf tausenderlei Heilmittel verzichten, wenn wir hin und wieder lernten, der Natur zu folgen.

Welche Funktionen übt die Heilerde als eines der billigsten und natürlichsten Heilmittel aus? Ihre Funktionen sind ausgesprochen vielfältig. Sie besteht aus basischen oder neutralen Bestandteilen. Bei der Anwendung von Heilerde innerlich ist es wie bei einem Generalputz. Gewissermaßen wie ein starker Besen neutralisiert die Erde tausenderlei Giftstoffe im Darm, bindet sie und leitet sie aus. Die ersten günstigen Effekte können wir schon im Magen selbst beobachten. Sie bindet überschüssige Magensäure, die wir durch zu saure Kost, reizende Nahrungsmittel und Getränke vermehrt produzieren. Dabei behindert sie aber keinesfalls die Verdauungsvorgänge. Also lediglich überschüssige Säuren werden gebunden, für die Verdauungsarbeit selbst bleibt noch eine ausreichende Restmenge zur Verfügung. Es kommt also nicht zur unerwünschten absoluten Neutralisation wie durch andere Magenmedikamente. Darüber hinaus enthält die Heilerde selbst die wichtigsten basischen Mineralien wie Eisen, Kalzium, Magnesium, Kalium und Natrium in reichlicher und löslicher Form *ohne gleichzeitige Zufuhr von löslichen Säuren.* Der Aluminiumanteil in der Heilerde (Aluminiumoxyd) selbst wird nicht aufgenommen, er ist resorptionsmäßig neutral, erhöht aber die Bindefähigkeit der Erde. Der sehr hohe Anteil an Kieselerde (Siliciumoxyd) macht eine weitere Stärke dieser Erde aus. Sie wird zwar nur in Bruchteilen resorbiert, dies reicht aber vollkommen aus, um die wichtige Auswirkung der Kieselerde auf die Spannkraft unserer Bindegewebe, die Festigkeit unserer Nägel, auf besseres Haarwachstum usw. zu erreichen.

Der Binde- und Neutralisationseffekt der Erde ist so enorm, daß viele schädliche Mikroorganismen, die zu schweren akuten oder chronischen Erkrankungen führen, vollkommen gebunden, kampfunfähig gemacht und ausgeschieden werden.

So kann man viele Infektionskrankheiten des Darmes – auch schwerer Natur – durch Heilerde recht gut beheben. Darminfektionen wie Typhus, Ruhr, Virus- und Pilzerkrankungen lassen sich ebenso hierdurch oder noch besser als mit hochwirksamen chemischen Medikamenten behandeln. Indes haben wir hier keinerlei therapeutische Risiken auf uns zu nehmen. Müßten unsere Ärzte nicht lernen, wieder mit solch einfachen Heilmitteln zu arbeiten?

Jemand, der unter einem erheblichen Blähbauch leidet, wird oft innerhalb weniger Stunden bereits eine deutliche Entlastung verspüren. Dadurch lassen auch vielfältig Herzbeschwerden nach, die durch Überblähung des Bauchraumes und dadurch bedingten Zwerchfellhochstand entstehen; auch schneller Puls und Herzrhythmusstörungen werden gebessert, einerseits dadurch, daß die Darmgifte als auslösende Ursache neutralisiert werden, zum anderen dadurch, daß mineralische Mangelzustände, die diese Erscheinungen begünstigen, allmählich ausgeglichen werden. So haben wir in der Heilerde ein hochkarätiges Medikament ohne Nebenwirkungen für diese Krankheitserscheinungen.

Erstaunlich ist es auch, daß wir für unsere ortsständige Darmflora durch Umstimmung des Nährbodens eine Regenerierung erreichen. Bis hin zu wurmbedingten Erkrankungen wirkt sich die Heilerde günstig aus. Viele, selbst jahrelang bestehende Durchfallerkrankungen können hierdurch auskuriert werden. Man dosiert die Heilerde so hoch, bis es wieder zu einem geformten Stuhl kommt. Dazu mag im einen Fall ein

Teelöffel mit Flüssigkeit aufgeschwemmter Heilerde ausreichen, im anderen Fall wird man bei sehr schweren Erkrankungen bis zu drei Eßlöffel täglich geben müssen; sogar 200 Gramm täglich werden in der medizinischen Literatur bei schwersten Durchfallerkrankungen empfohlen. Bei akuten Erkrankungen reicht in der Regel eine mehrtägige Behandlung aus, bei sehr schwierigen Krankheitsformen, wie Dauerdurchfall und chronisch schleimiger oder blutiger Dickdarmentzündung, wird die Behandlung monatelang gehen müssen, bis eine entsprechende Darmumstellung erreicht ist.

Auch hierbei eine natürliche Kost nicht vergessen! Neigen wir zu Ernährungsfehlern, Übersäuerungs- und Gärungsprozessen und riecht unser Stuhl übel, so können wir diese Fehler mit ein bis drei Teelöffel Heilerde täglich regulieren. Ein übelriechender Stuhl bekommt wieder einen annehmbaren Geruch. Das Haarwachstum wird gekräftigt, Nägelbrüchigkeit behoben. Vom Darm ausgehende Sekundärerkrankungen (Haut, Rheuma, Asthma, Gemütsleiden und viele andere mehr) können so gebessert oder sogar behoben werden.

Haben wir Bläschen- oder Aphtenbildung im Mund, wirkt die lokale Anwendung von Heilerde schnell. Hier sollte sie am besten langsam eingespeichelt oder in Form einer damit getränkten Watterolle lokal angewendet werden. Sogar bei Entzündungen, Eiterungen und Schmerzen, bei erkrankten Zähnen und nach Zahnextraktionen sehen wir hier schnell eine Besserung.

Heilen ist einfach!

Erfahrungsberichte mit Heilerde.

In meinem Buch "Ärzte sind nicht allwissend" habe ich zum ersten Mal auf die Heilerde verwiesen. Ich konnte dann auch sogleich einen Erfolg verbuchen. Seinerzeit hatte ich immer im linken Knie erhebliche Schmerzen. Sie wollten und wollten nicht verschwinden. Dann legte ich eine Nacht lang Heilerde darauf. Am nächsten Morgen hatte ich zum "Dank", so glaubte ich, ein dickes Geschwür. Ich war entsetzt. Jetzt hatte ich nicht nur Schmerzen, sondern auch noch eine dicke, vereiterte Wunde. Anders kann ich es gar nicht beschreiben. Woher sollte ich denn auch wissen, daß immer zuerst eine Erstverschlimmerung eintritt? Anders ausgedrückt: Bei dem Umschlag hatte sich die Heilerde erlaubt, den Dreck aus dem Körper zu ziehen. Ich pappte also wieder meinen guten Schwedenbitter darauf, legte ein Pflaster darüber und war dann anschließend den ganzen Tag auf den Beinen. Am späten Abend erst bemerkte ich, ich hatte ja gar keine Schmerzen gehabt. Die häßliche Wunde war übrigens auch verschwunden. Das war vor gut drei Jahren. Seitdem habe ich nie mehr Schmerzen im Knie gehabt.

Dann erfuhr ich von der Heilwirkung bei den Zähnen und reinige mir seitdem immer die Zähne und das Zahnfleisch mit Heilerde. Feine Sache! Der nächste Schritt war mein Hals. Wenn man so viele Vorträge halten muß wie wir, dann kommt es immer wieder vor, daß man sehr heiser wird. Das geht zum Teil ohne Schmerzen gar nicht mehr ab. Ganz schlimm wurde es im letzten November (1989) auf einem Ärztekongreß in Baden-Baden. Dr. Hoffmann hatte ebenfalls leichte Halsschmerzen. Wir hatten zwei Großvorträge sowie einen Rundfunktermin live vor uns. Samstag und Sonntag also mußte ich zur Selbsthilfe greifen. Mein "Leibarzt" Dr. Hoffmann betrachtete meine Vorbereitungen mit schrägen Augen. Auf dieser Messe befand sich ein Stand von der Heilerdefirma. Also besorgte ich mir Heilerdeproben. Dann mußte mir der Nachtportier aus der Küche einen Löffel besorgen. Angerührt wurde die Pampe in einem Aschenbecher, Plastiktüte in Streifen gerissen, und Dr. Hoffmann mußte zwei Herrentaschentücher "spendieren". Jetzt ging es ans Verarzten. Wir sahen zwar nicht wunderschön aus; aber wer schaut denn nachts schon nach, wie man aussieht? Dr. Hoffmann hatte am nächsten Morgen seine Halsschmerzen verloren. Ich hatte noch eine Wisperstimme, doch die Schmerzen waren vollkommen verschwunden. Unentwegtes Gurgeln, und nach drei Tagen hatte ich auch meine Stimme wieder.

Die nächste lustige Sache war auf einer Gartenparty bei Freunden. Eine junge Frau hatte sich beim Zubereiten des Babyfläschchens den linken Unterarm verbrüht. Er war knallrot und brannte mörderisch. Die Gastgeber rannten sofort los und besorgten aus ihrer "Hausapotheke" Brandsalbe. Diese wurde der armen Frau auf den Arm gepappt. Ich merkte nach kurzer Zeit, daß sie noch mehr litt. Hielt mich aber völlig im Hintergrund. Erst als sie es nicht mehr aushielt, meldete sie sich schüchtern zu Wort. Prompt wurde ich jetzt attackiert. "Na, du Kräuterhexe, jetzt weißt du wohl keinen Rat, wie? Das kriegst du mit Ernährung nicht hin."

Meine Antwort: "Habt ihr Heilerde im Haus?"

"Klar!"

"Dann holt sie und ich mache sie in kürzester Zeit wieder gesund. Schmerzen wird sie sofort keine mehr haben."

Können Sie sich vorstellen, was da für Sätze purzelten? Die

Hausfrau holte die Erde, mit der Gießkanne überschüttete ich erst einmal den Arm. Ich mußte ja erst die Salbe abwaschen, was sehr schmerzhaft war. Dann rührte ich die Erde an und pappte sie messerrückendick auf den Arm. Band ihn nicht ab. Sie hatte sofort keine Schmerzen mehr. Ich sagte ihr auch, sobald die Erde trocken sei, würde ich sie wieder abnehmen und einen neuen Umschlag mit frischer Erde vornehmen. Das geschah noch eine Stunde. Ich "begoß" den Arm und bestrich ihn abermals mit feuchter Heilerde. Nach einer Stunde, und wir konnten die Prozedur beenden. Der Arm war nicht rot, keine Blasen, keine Schmerzen! Erst jetzt fing man an, mich zu befragen. So erzählte ich dann auch der jungen Frau, daß wir unseren Enkel nur mit Heilerde aus der Dose bepudern. Da er als Neurodermitiker geboren wurde, hat meine Tochter auch in sein Badewasser immer Heilerde hineingetan.

Eine Bekannte von mir hatte mit einer schlimmen Brandwunde ebenfalls sensationelle Erfolge. Nach drei Stunden konnte sie voll den Arm wieder gebrauchen.

Dann hatte ich das "Glück", mich selbst mit meinem eigenen Auto zu überfahren. Es überrollte den linken Fuß. Ich habe daheim unentwegt mit Heilerde gekühlt. Es kam zu keinem Bluterguß. Innerhalb kürzester Zeit konnte ich wieder normal auftreten.

Dann mußten wir, Dr. Hoffmann und ich, wie die Verrückten hinter unserem Zug herrennen. München war halt so hübsch! Ich knickte im Gang um, und der Schmerz wurde mörderisch. Mißmutig, weil ich langsam Schmerzen bekam, fragte ich ihn grantig: "Wenn ich schon mit einem Naturarzt herumreise, muß er mir auch sagen können, was ich tun soll."

Seine Antwort war: "Amputieren!"

Ich habe als Notbehelf lieber mein Taschentuch auf der Toilette naß gemacht und darumgewickelt. Kaum war ich daheim, kam wieder die Heilerde in Ehren. Auch hier war sehr schnelle Wirkung. Jetzt weiß ich aus Erfahrung: Prellungen, Quetschungen und dergleichen hängen mit einer Übersäuerung des Gewebes zusammen. Diese wird dann durch die Heilerdebehandlung aufgehoben.

Es ist schon toll, was man alles damit anstellen kann. Außerdem ist sie so hübsch billig und man bekommt sie in jeder Stadt. Was ich so nebenbei festgestellt habe, ist, daß die Apotheker ziemlich mißmutig reagieren, wenn ich die Heilerde verlange. Sie wissen sogleich, daß ich eine "schlechte" Kundin bin. Bis jetzt habe ich noch keinen Apotheker angetroffen, der von sich aus die Heilerde empfiehlt. Wenn ich Leuten am Telefon sage: "Besorgt euch doch die Heilerde in der Puderdose, oder, wenn Sie großflächig äußerlich die Heilerde anwenden wollen, kann man billiger mit einem 2-Kilo-Eimer arbeiten", dann sagen oft die Apotheker: "Das gibt es nicht. Oder: Es ist sehr schwer zu beschaffen." Das stimmt natürlich nicht. Ich habe mich selbst davon überzeugen können. Ich wünsche, jede junge Mutter würde die Heilerde statt des Puders für ihr Kind verwenden. Das Argument, "die Windeln werden braun und ich krieg sie nicht mehr weiß", gehört der Vergangenheit an. Bei den Vlieswindeln ist es egal, ob sie anschließend braun oder weiß sind. Sie werden eh fortgeworfen. Wenn Sie, lieber Leser, also jemanden kennen, der ein Baby hat, dann machen Sie die junge Mutter doch mal auf diese Möglichkeit aufmerksam, zumal es ja sehr wichtig ist, denn über die Poren nimmt der Säugling die Heilerde innerlich auf.

So wie ich auch plötzlich "Wauwaus" und Katzen heilen mußte! Auf einmal erhielt ich einen Anruf: "Frau Friebel, ich habe gerade meiner Katze den Schwanz in der Tür eingeklemmt. Sie schreit fürchterlich. Was soll ich bloß tun? Es ist Sonntag und ich lebe auf dem Lande."

Meine Antwort: "Machen Sie einen Heilerdeumschlag auf den Schwanz. Der Schmerz wird vergehen."

Tieren, Hunden und Katzen, die Durchfall haben, pudern Sie einfach das Fell ein. Das Tier wird sofort anfangen, es abzulecken. Damit haben Sie das erreicht, was Sie vorher vielleicht nicht geschafft haben. Durch das Lecken drückt erstens das Tier die Heilerde noch tiefer in die Poren, zweitens nimmt es über die Zunge auch die Erde in sich auf.

Man muß nur erfinderisch sein.

Trotz aller Erfahrungen bin ich immer wieder erstaunt, wie und wo die gute Erde lindert, hilft und heilt.

Doch lassen wir mal jetzt ein paar Patienten per Brief zu Worte kommen.

Frau K. aus Nordkirchen schrieb mir folgendes:

"Liebe Frau Friebel!

Nachdem ich Ihr Buch 'Ich habe Krebs! – Na und?' bekam, in dem Sie auch die Heilerde erwähnten, fiel mir plötzlich ein Ereignis aus meiner Kindheit wieder ein. Ich war so 6–8 Jahre alt und meine Mutter erkrankte an Magengeschwüren. Die Schmerzen waren so stark, daß sie eines Tages mehr Tabletten als verordnet zu sich nahm und nicht mehr wach wurde. Ich wurde zum Arzt gejagt, der sofort mitkam, meiner Mutter den Magen auspumpte und sie ins Krankenhaus einweisen wollte. Sie weigerte sich und blieb zu Hause. Nach diesem schrecklichen Ereignis nahm sie dann Heilerde und war innerhalb kurzer Zeit wieder gesund. Mir fiel es beim Lesen wie Schuppen von den Augen. Ich hatte nur vergessen, wie wirksam die Heilerde ist.

Aus der Apotheke besorgte ich mir also die Heilerde und

nahm morgens und abends einen Teelöffel davon. Nach einigen Tagen bekam ich, die sonst nie unreine Haut hatte, plötzlich das ganze Gesicht voller Pickel und Mitesser. Doch ich sagte mir, das ist Dreck, der in meinem Körper geblieben wäre. Und was rauskommt, kann drinnen nicht wachsen.

Meine Haut hat sich, seit ich die Heilerde nehme, sehr verändert. Sie ist rosig und längst nicht mehr so trocken wie früher. Hin und wieder reinige ich mein Gesicht gründlich, natürlich mit Heilerde. Ich trage den Brei auf, lasse ihn trocknen, rubbel dann alles ab und wasche den Rest dann mit kaltem Wasser ab. Die Haut ist wunderbar frisch danach. Zum Zähneputzen nehme ich die Heilerde auch so alle 2 Tage. Ein wunderbar sauberes Gefühl! Die Wirkung übertrifft da jede Zahnpasta.

Inzwischen versuche ich auch andere Menschen von all meinen Erfolgen zu überzeugen. Ich habe einen Freund, der an Knochenkrebs erkrankt ist und soeben eine Therapie hinter sich hat, Chemo/Bestrahlung. Ich habe ihm Ihre Bücher gegeben. Auch er ist inzwischen sehr nachdenklich geworden, stellt Fragen an die Ärzte und denkt auch über sich und sein Leben nach.

Ich hoffe, daß es noch vielen Menschen so geht, daß sie endlich wach werden und begreifen, daß sie etwas für sich und für den Rest ihrer Gesundheit tun müssen.

An Sie, liebe Frau Friebel-Röhring, nochmals meinen herzlichen Dank für Ihre Bücher und für jeden guten Rat. Wenn ich in den Büchern lese, ist mir, als hätte ich eine gute Freundin zu Gast."

Frau M. aus Schramberg schreibt:

"Liebe Frau Friebel!

Ich habe Ihr Buch 'Ärzte sind nicht allwissend' vor einigen

Jahren gelesen. Und ich muß Ihnen unbedingt sagen: Ich bin so begeistert davon, daß ich es allen meinen Bekannten empfohlen habe, ich habe es auch schon einige Male verschenkt.

Ich muß sagen, dieses Büchlein wurde inzwischen mein Lieblingsbuch. Es hat mein Leben, meine Auffassungen völlig verändert. Ich lebe seither anders. Inzwischen behandle ich meine ganze Familie mit Heilerde, obwohl ich des öfteren belächelt werde; nach dem Erfolg aber staunen alle, wie so etwas mit so einfachen Mitteln möglich ist.

Ich möchte Ihnen auf diesem Wege recht herzlichen Dank sagen für dieses Büchlein.

Sie müssen wissen, daß ich so viel Parallelen ziehen konnte, als ich Ihr Büchlein las, denn meiner Mutter ging es ganz ähnlich wie Ihnen in Ihrer Kindheit. Sie ist heute 70 Jahre alt und gehbehindert, nur weil die Ärzte sie im Kindesalter verpfuscht haben. Sie hatte Rachitis. Ich selbst bin 42 Jahre alt und hatte auch schon Bekanntschaft mit Krankenhaus und Kunstfehlern gemacht, sie sind aber nicht so gravierend.

In den letzten Jahren leidet mein Mann immer wieder an einer Pilzerkrankung am Penis, er hatte mich beim Verkehr damit auch schon angesteckt. Bei mir waren aber keine äußeren Kennzeichen, weder Jucken noch Ausfluß oder sonst etwas, es wurde nur bei einer Routinekontrolle entdeckt. Ich habe dies aber mit Bädern und einer Salbe wieder ausgeheilt. Jetzt möchte ich Sie mal fragen, könnten Sie einen Rat geben, was könnte mein Mann tun? Er hatte beim Hautarzt auch schon einige Salben bekommen, und vorübergehend auch eine Heilung damit erreicht. Der Pilz ist aber so hartnäckig und kommt immer wieder, trotz aller Vorsichtsmaßnahmen wie: ohne Duschmittel waschen, nur mit einer pH-neutralen Seife, vom Arzt empfohlen.

Diese Geschichte zieht sich nun über zwei Jahre hin, deshalb sind wir auch beunruhigt. Ich wollte Sie mal fragen, was Sie meinen, ob da Heilerde über Nacht mal etwas nutzen würde? Oder ist dies in diesem Fall verkehrt?

Ich selbst habe immer gerne eine unreine Haut, behandele diese befallenen Stellen über Nacht immer mit einem Brei aus Wasser und Heilerde, und bis morgens ist meist alles wieder weg.

Bei einer Nichte hatten Salben und Medikamente vom Arzt nicht mehr geholfen. Ich empfahl ihr Heilerde, und siehe da, Heilerde half auch in diesem Falle! Das Mädchen war überglücklich, denn es sah wirklich aus wie ein Streuselkuchen und traute sich nicht mehr zur Schule."

Frau L. aus der Schweiz:

"Liebe Frau Friebel!

. . . übrigens als ich Kind war, erinnere ich mich noch, wie mein Papa mit mir zum Fluß ging und Lehm holte, als meine Mutter den Fuß verstaucht hatte, ja es hatte geholfen und hat nichts gekostet."

Frau A. aus B.

"Liebe Frau Friebel!

Vor einigen Tagen habe ich Ihr Buch 'Ich habe Krebs! – Na und?' gelesen und jetzt bin ich in dem Buch 'Ärzte sind nicht allwissend' am lesen. Hier fordern Sie Ihre Leser auf, Ihnen zu schreiben, wenn diese Erfahrungen mit Heilerde haben. Meine Mutter hat immer Heilerde im Haus und ich weiß, daß sie schon in meiner Kindheit zur Anwendung kam (ich bin 43), bei Verstauchungen und Schwellungen. Ich glaube, meine Mutter nimmt sie auch gelegentlich zur inneren Anwendung. Vor ein paar Jahren traf meine Mutter beim Rasenmähen ein Stein am Schienbein. Die Wunde heilte schlecht, sie mußte alle paar Tage ins Krankenhaus, wo nacheinander mehrere Salben 'ausprobiert' wurden – ohne Erfolg! Dann besann sie sich auf Heilerde und Spitzwegerich (als Tinktur) und machte abwechselnd Umschläge damit. Nach kurzer Zeit war die Wunde verheilt. Nachdem das Bein zu war, hat sie ihrem damaligen Hausarzt davon erzählt. 'Das habe ich schon mal gehört, das wird wohl mehr Zufall sein. Die Wunde wäre sicher auch so geheilt' (mit 'so' meinte er wohl die Salben aus dem Krankenhaus).

Wir hatten dann das Glück, einen wunderbaren Arzt zu kennen. Er ist leider vor 2 Jahren im Alter von 82 Jahren gestorben. Er sagte uns: "Von allen Krankheiten sind uns Ärzten 50 % bekannt, davon können wir nur die Hälfte heilen. Und an dem Rest wärmen wir uns den Hintern.'

Ihnen wünsche ich, daß Sie Ihre Krankheit besiegen können, und daß viele Menschen durch Ihre Bücher Denkanstöße bekommen. Denken ist so wichtig in unserer Zeit, damit wir unseren Kindern nicht einen verseuchten, überbevölkerten Planeten hinterlassen. Es greift ja alles ineinander über.... Alles Gute für die Zukunft."

Frau E. aus G., Heilpraktikerin, schreibt:

"Sehr geehrte Frau Friebel, man kann es Zufall nennen oder Fügung, daß ich vor kurzem, gerade als ich in einem furchtbaren seelischen Zustand war, weil ich glaubte, Brustkrebs zu haben, auf Ihr Buch 'Ärzte sind nicht allwissend' stieß und es fast 'in einem Atemzug' mit größtem Interesse auslas. Gott sei Dank, meine Befürchtung war grundlos, ich bin so unendlich dankbar und froh und ich möchte nun heute Ihnen, Frau Friebel, einer so tapferen, mutigen Frau, schreiben, weil ich glaube, daß ich Ihnen vielleicht einige sehr nützliche Hinweise geben kann. Sollten Sie bereits informiert sein, um so besser!

Zuerst darf ich mich kurz vorstellen: Bin seit 1983 Heilpraktikerin, schon von jeher an Naturheilkunde interessiert.

Übrigens, die Luvos Heilerde kannte ich schon vor ca. 16 Jahren, weiß aber nicht mehr woher, allerdings war mir damals und bis heute nicht ihre Bedeutung so klar wie nach der Lektüre Ihrer Beschreibung in 'Ärzte sind nicht allwissend'".

Frau W. aus D. schreibt:

"Sehr geehrte Frau Friebel!

Sicher haben Sie schon auf meinen Brief gewartet. Ich bin einfach nicht dazu gekommen, aber jetzt soll es wahr werden. Die Hitze hatte ja einen fast zu Boden gedrückt. Ich kann Ihnen nur das schreiben, was ich auch am Telefon sagte: Also, Heilerde war seit meiner Kindheit unser Hausmittel. Es wurde für alles gebraucht, besonders bei Verstauchungen und Entzündungen. Ich hatte einmal geschwollene Beine bekommen, wahrscheinlich vom Sonnenbaden. Ich war wohl 14 Jahre alt und bei Bekannten zu Besuch. Meine Bekannte machte jeden Abend Umschläge von essigsaurer Tonerde. Morgens waren die Beine dünn und abends wieder geschwollen. Bis ich zu Hause war. Meine Mutter machte gleich den ganzen Tag Heilerde-Umschläge. Abends waren meine Beine wieder ganz in Ordnung und sind nicht wieder angeschwollen. Vor allen Dingen bei Verstauchungen hat es Wunder gewirkt. Auch bei Mandelentzündungen hat meine Mutter sie gebraucht. Vielleicht kommen Sie mich einmal besuchen. Vielleicht fällt mir dann noch mehr ein. Ich nehme jetzt jeden Tag Heilerde ein."

Frau H. aus A. schreibt:

"Sehr geehrte Frau Friebel!

Heute möchte ich Ihnen von meiner Begeisterung über Ihre beiden Bücher 'Ich habe Krebs! – Na und?' und 'Ärzte sind nicht allwissend' schreiben.

Im Moment experimentiere ich mit der gelobten 'Heilerde' herum. Eine Fußverstauchung konnte nach 2 Auflagen geheilt werden, obwohl ich schon 10 Tage lang eine ärztliche Salbe und elastische Binden zur Heilung verwendet hatte, und diese keine bzw. kaum Linderung brachten.

Da ich z. Z. 'heilfaste' habe ich die Erde auch innerlich zur Anwendung gebracht. Der Erfolg liegt 'im WC'. Der Darm wird dadurch so gründlich gereinigt, daß das, was sonst nur beim Einlauf herauskommt, jetzt auch selbsttätig morgens kommt.

Ich trinke jetzt 2 Tage hintereinander je ein Glas und mache dann 2 Tage Ruhepause."

Frau B. aus W. schreibt:

"Sehr geehrte Frau Friebel!

Da Sie so von der Heilerde begeistert sind, schicke ich Ihnen eine Broschüre (vermutlich aus den 60er Jahren) von Just-Jungborn, die Sie gerne behalten können." (Darüber berichte ich noch ausführlich im zweiten Abschnitt dieses Buches, G. Friebel.)

Herr T. aus B. schreibt:

"Sehr geehrte Frau Friebel.

Endlich habe ich mir Ihr neues Buch besorgt. Ich habe es mit Interesse und Begierde gelesen. In unserer Welt schreit schon manches zum Himmel. Es ergibt sich doch immer wieder die Frage: Warum denken die Leute nicht mehr nach? Sie könnten sich viel Leid ersparen. Ist denn keiner mehr kritisch bzw. kritikfähig?

Der letzte Hammer mit meinem Sohn Dirk, 7 Jahre alt. Am ganzen Körper ein schlimm aussehender Hautausschlag. Rat des Arztes: Gehen Sie mit dem Kind in eine Hautklinik. Hier ist die Überweisung. Meine Antwort: 'Nein Danke, auf Wiedersehen.' Jetzt erst jetzt wurde mir wieder vieles klar. Man wußte doch, was man zu tun hatte, Heilerde, Schwedenkräuter, Teesorten, Ernährung! Mit dem Supermittel Heilerde war unser Dirk in 14 Tagen ein neuer Mensch mit einer superweichen, neuen Haut. Krankheit als Erlebnis, kann man das auch nennen. Dirk saß tagelang wie eine Mumie herum. Es macht Freude, so ein Kind zu betreuen, wenn man von seiner Heilung überzeugt ist. Mit dem Heilungsprozeß erlebte Dirk dann selbst ein kleines Wunder. Er wurde wieder vergnügt, lebendig. Er entwickelte sich. Er wurde aktiv. – Ja, er wurde ein neuer Mensch."

Zum Schluß möchte ich noch einen Brief zitieren.

Frau N. aus E. schreibt:

"Oft wird im Bekanntenkreis von diesen oder jenen Krankheiten gesprochen. Zur Heilung wird dann alles Mögliche aufgezählt, was man schon alles ohne Erfolg probiert hat. Tabletten, Pillen, Salbe oder Tinktur. Alles hilft nur in etwa. Sage ich dann ganz beiläufig: 'Habt ihr es denn schon einmal mit Heilerde probiert?' gucke ich immer in ganz erstaunte Gesichter. 'Heilerde, was ist das? Gibt es die überhaupt oder ist das mehr Hokuspokus?' oder: 'Davon haben wir noch nie gehört.'

Dabei sagt das Wort schon ganz deutlich aus, um was es sich dabei handelt; um heilende Erde!

Warum wird so wenig Gebrauch davon gemacht und werden ganz einfache Heilmittel nicht angenommen? Wahrscheinlich, weil es Erde ist, und Erde ist ja etwas Schmutziges. Anders kann ich mir das nicht erklären. Dabei heilt sie auf schnellstem Wege ab und nimmt sofort den Schmerz. Da ist es auch egal, ob es sich um einen Furunkel auf der Nase, um entzündete Zehen- oder Fingernägel handelt oder um Bläschen im Mund. Gerade dann, wenn die scharfen und beißenden Mittel, die man sonst dafür angeboten bekommt, nur wenig helfen, eher nur den Schmerz gegen neuen Schmerz eintauschen, da hilft die aufgetragene Heilerde. Sie nimmt den Schmerz und heilt ab, ohne neue Probleme zu hinterlassen.

Im Magen- und Darmbereich gilt das gleiche. Was werden da nicht alles für Mittel eingenommen? Dabei hilft die Heilerde ohne großen Aufwand. Man braucht sie nur einzunehmen, täglich einen Teelöffel voll. Mit zunehmender Besserung vergißt man das Einnehmen ganz, es ist dann nicht mehr nötig.

So möchte ich auch behaupten, daß es das einzige Mittel gegen Schnupfen ist, das sofort hilft. Angerührt wird sie dick auf die Nase und Umgebung gestrichen, und wenn es angetrocknet ist, ist auch mindestens der Schnupfen vorbei. Man kann es evtl. auch ein zweites Mal auftragen, aber meistens ist es beim ersten Mal schon gut. Und von welchem Mittel kann man das noch behaupten?

Heilerde, das ist heilende Erde.

Die Erklärung dafür ist folgende: Die Heilerde, kalt angerührt, verwandelt die kalte Nase in eine warme Zone. Die empfindlichen Nasennerven werden beruhigt und sind nicht mehr für jeden neuen Luftzug empfindlich. Genauso, wie kalte Güsse auf die Haut im nachhinein das Gegenteil bewirken, nämlich, daß die Haut warm und unangreifbar wird für die Krankheitserreger.

So hilft sie auch bei Verbrennungen oder bei Insektenstichen. Ich hatte neulich eine dicke Brandblase am Arm. Ich trug Heilerde auf und befestigte sie mit einem Verband. Als der Verband anfing zu rutschen, das heißt, als die Heilerde angetrocknet war, entfernte ich sie. Von der Brandblase war nichts mehr zu sehen, ebenso blieben auch keine roten Brandstellen.

Jedenfalls ist es bei kleinen Verbrennungen so.

Einmal hatte sich unsere Tochter an heißer Erbsensuppe verbrannt. Als die erste Haut mit Mühe und Not fast das Bein wieder bedeckte, bekam sie gerade an dem kranken Bein Windpocken. Und was das für ein Juckreiz ist, weiß jeder, der sie einmal gehabt hat! Bei der dünnen und teilweise noch offenen Haut war das schlimm. Wir sagten dem Arzt Bescheid, doch der war noch nicht da. In meiner Not rührte ich Heilerde an und strich sie über das kranke Bein. Als ich fertig war damit, stand der Hausarzt vor der Tür. Ich erzählte, halb schuldbewußt, daß ich Heilerde auf das Bein gestrichen hätte, ob ich sie wieder entfernen sollte? Denn so ganz wohl fühlte ich mich bei dem Anblick des mit Erde bestrichenen Beines nicht. Doch der Arzt reagierte anders, als ich es erwartet hatte. Er meinte: "Nun haben Sie sie einmal drauf, nun lassen Sie sie auch drauf." Als die Heilerde abgetrocknet war, hatte sie dem Kind die Schmerzen und den schlimmen Juckreiz genommen. Das Bein heilte anschließend schnell und ohne Narben ab. Und das glaube ich, hatten wir der Heilerde zu verdanken, nur achteten wir damals noch nicht darauf.

Auch hilft sie gut bei nässenden Stellen im Bereich des Darmausganges ebenso wie unter der Brust. Etwas trockene Heilerde hingestäubt, und schon heilt und trocknet es.

Warum ist die Heilerde so wenig bekannt, oder warum ist sie so in Vergessenheit geraten und wird bei der Schmerzbekämpfung so wenig genutzt? Heilwasser und Heilklima kennt jeder und weiß, was sie bewirken. Doch die Heilerde, spricht man davon, wird man oft mitleidig belächelt. Und ich kann mich noch gut an früher erinnern, als in jedem Jahr eine alte Frau von Haus zu Haus ging und Heilerde verkaufte. Weil sie so eine hohe, dünne Stimme hatte, nannten wir sie "die

Heilerde" und machten ihre hohe, feine Stimme nach. Doch mir wäre viel erspart geblieben, hätte ich frühzeitig die Heilerde in Gebrauch genommen. Ein abgelöster Zehennagel wie auch eine Brustoperation wären mir wahrscheinlich erspart geblieben. Mir ist es schleierhaft, warum die Heilerde so wenig genutzt wird. Sie kommt in Verruf, anstatt daß sie von allen gepriesen wird. Nur wer sie kennt, weiß sie zu schätzen.

Es liegen Berichte vor von Professoren, Kliniken, Ärzten, Heilpraktikern, Zahnärzten und Apotheken. Aber eben auch die vielen, vielen Berichte von Patienten, die voller Dankbarkeit ihre Erfahrungen zu Papier gebracht haben. Es würde den Rahmen dieses Buches sprengen, wenn ich sie alle aufzählen würde.

Nur ein paar Berichte sollen Zeugnis ablegen, wozu die Heilerde alles fähig ist.

Heilpraktiker W. aus Darmstadt schreibt: ". . . Heilerde ist zu einem Bestandteil unserer Praxis geworden. Ich setze die äußerlichen Anwendungen hauptsächlich bei Verrenkungen, Verkrampfungen sowie Beschwerden der Füße und Beine ein. Zur Wundbehandlung wird Heilerde eingesetzt, wenn sich die Wunde geschlossen hat. Bei Arthrose wird Heilerde 2x am Tag per Umschlag verordnet. Bei Rachenkatarrhen genügt ein Umschlag über Nacht. Heilerde Ultra wird fast jedem Patienten verordnet, morgens und abends 1 Teel., um die Giftstoffe im Darm aufzusaugen. Es wird allgemein berichtet, daß das körperliche Wohlbefinden 'irgendwie' anders ist, ohne daß man es näher definieren kann. Bei Pickeln, Akne und Hautunreinheiten ist Luvos-Heilerde das Mittel der Wahl."

Frau R. aus Berlin schreibt: "Als ich mir das Rauchen abgewöhnte, fiel mir auf, daß nach einer bei abendlicher Geselligkeit doch noch mal genommenen Zigarette am nächsten Morgen mein ganzes Inneres sozusagen nach Tabak roch bzw. schmeckte. Das war mir so unangenehm, daß ich – erst versuchsweise – dann stets mit Erfolg, Heilerde dagegen einnahm. Später gewöhnte ich mir an, Heilerde nach gelegentlichem Rauchen gleich abends beim Zubettgehen einzunehmen; ein halber Teelöffel mit etwas Wasser genügte schon, um morgens nicht mehr innerlich nach Tabak zu riechen.

Als ich nicht mehr rauchte, benutzte ich denselben Trick nach gelegentlich abendlichem Genuß von Alkohol, der mir zwar nicht schlecht bekam, aber doch auch am Morgen danach eine gewisse Benommenheit hinterließ. Auch in solchen Fällen nehme ich jetzt gleich abends vorbeugend Heilerde und bin dann morgens völlig frei von jedweder Nachwirkung.

Als ich einmal ohne Zahncreme war, gab ich zum Zähneputzen kurzerhand Heilerde auf die Zahnbürste und war angenehm überrascht von ihrer Reinigungskraft und dem Gefühl absoluter Sauberkeit – ohne chemische Schaumentwicklung und ohne die fragwürdigen Aromen, die man sonst mit in Kauf nehmen muß."

M. H. schreibt: "In unserem Haus, d. h. in meinem Elternhaus, war immer Heilerde äußerlich, solange ich denken kann. Allerdings nur in einem Kilopaket. Seit 1974 hatte unsere Mutter sehr schlimme arterielle Durchblutungsstörungen. Eigentlich sollte sie deswegen operiert werden. Der Internist im Krankenhaus hat die Operation abgelehnt, da sie es nicht überstehen würde. Seit dieser Zeit machte sie immer Heilerdeumschläge, und zwar jeden Abend und oft auch tagsüber. Der Fuß und das Bein waren so rot und heiß, da halfen nur die Umschläge.

Unabhängig davon nimmt meine Schwester die Heilerde innerlich ein, sie tut ihr unwahrscheinlich gut, sie hat im Dickdarm Beschwerden. Unser Vater hat sie schon vor ca. 40 Jahren einer Bekannten empfohlen für innerlich, und sie hat ihr geholfen. Er selbst hatte sie damals auch schon eingenommen."

Prof. F. aus H. schreibt: "Eine Patientin litt seit 1 Jahr zunehmend an Beschwerden im Bereich der Kniegelenke, röntgenologisch geringe arthrotische Veränderungen, klinisch mäßiger Druckschmerz am medialen Kniegelenkspalt. bds. Bisher vorausgegangene Behandlung mit Hochfrequenztherapie hatte wenig Behandlungserfolge gebracht. Nach 14 Tagen täglicher Anwendung von Heilerde auf beiden Kniegelenken hatten die Schmerzen in den Kniegelenken bei Belastung deutlich nachgelassen. Die Heilerde wurde als besonders angenehm empfunden. Sensationen im Bereich des Unterleibes, wie sie nach Hochfrequenztherapie und nach Fango-Packungen aufgetreten waren, wurden durch Heilerdebehandlung nicht ausgelöst."

"Herr W. litt an einer Lumbalgie. Unter täglichen Heilerdepackungen, kombiniert mit anderen Behandlungsmaßnahmen der physikalischen Medizin, kam es zu einer zunehmenden Lockerung der paravertebralen Muskulatur im LWS-Bereich. Die Packungen wurden als besonders angenehm und entspannend empfunden, so daß nach der Anwendung weitgehende Beschwerdefreiheit vorlag."

Eine Klinik für Kinder- und Jugendpsychiatrie schreibt: "... möchte ich Ihnen berichten von zwei sehr eindrucksvollen und anhaltend erfolgreichen Behandlungen mit Heilerde bei zwei schwer geistig behinderten Jugendlichen: Ein 16jähriger Junge litt seit Jahren an einem chronischen Reizkolon. Er war deutlich untergewichtig. Die massigen, dünnbreiigen Stuhlentleerungen stellten ein erheblich pflegerisches Problem dar, da sie in aller Regel von dem Windelpaket nicht aufgefangen werden konnten. Wiederholte bakteriologische Stuhluntersuchungen waren stets negativ gewesen. Eingehend internistische, laborchemische Untersuchungen im Klinikum ergaben keine krankhaften Werte oder Hinweise auf eine Stoffwechselstörung oder Unverträglichkeit im Sinne einer systemischen Erkrankung. Folglich ergab sich keine Indikation für eine gezielte Behandlung. Diät, Heilnahrung und alle gängigen Diarrhöica mit oder ohne Zusatz von Fermenten beeinflußten den Zustand kaum. Nach regelmäßiger Gabe von 3x 1 Teel. Heilerde schließlich normalisierte sich die Beschaffenheit des Stuhles, reduzierte sich die Zahl der Entleerungen. Der Junge erholte sich sichtlich, holte Gewicht auf. Der pubertäre Wachstumsschub setzte endlich ein. Sicherheitshalber gaben wir noch über längere Zeit 2x 1/2 Teel. Heilerde täglich.

Bei dem zweiten 17jährigen Patienten handelte es sich um ein sehr akutes und dramatisches Krankheitsbild. Nach zweimaliger Ileus-Operation (Darmverschluß), bei der insgesamt ca. 70 cm Dünndarm reseziert werden mußten, kam es bei diesem Jugendlichen anschließend zu unstillbarem, sehr dünnflüssigem Durchfall – bakteriologisch kein pathogenes Wachstum. Rapider Gewichtsverlust. Parenterale Ernährung war wegen der extremen Unruhe des Jungen nur kurz möglich. Mittels Diät allein – Sonderkost und den günstigen Medikamenten –– war der Zustand nicht zu beheben, er nahm vielmehr bedrohliche Ausmaße an. Auch in diesem Fall gelang es mit Heilerde in relativ kurzer Zeit, eine sehr eindrucksvolle Besserung zu erreichen, d. h. Stuhlbeschaffenheit und Zahl der Entleerungen normalisierten sich, der Junge holte den Gewichtsverlust auf und benötigte nach kurzer Zeit keine

Diätkost mehr."

Dr. B. D. aus Frankfurt schreibt: "Luvos-Heilerde verwende ich in der Sportmedizin bei hartnäckigen Gelenkergüssen, weil diese Methode eine erhebliche Drainage bewirkt. Auch Schmerzfreiheit und eine gute Abschwellung werden erreicht. In der Zwischenzeit habe ich ca. 2o Sportler mit folgendem Schema behandelt: Kaltpackungen des entsprechenden Gelenkes, versetzt mit 1 EL Hyzum auf 1/2 Liter Wasser. Danach z. B. am Knie, das Bein vom Vorfuß bis zum Oberschenkel mit feuchten Idealbinden umwickeln und bei gleichzeitiger Hochlagerung isometrische Anspannungsübungen ausführen. Diese Methode ist der äußeren Wärmezufuhr überlegen, weil die Wärme im Körper selbst erzeugt wird und tiefer wirkt."

Ein Heilpraktiker, Herr H. F. aus H., schreibt: "Schon in meiner Jugendzeit bin ich mit der Heilerde Luvos in Berührung gekommen. Mein Vater, der als Missionar ausgebildet war, aber wegen eines Herzmuskelschadens nicht in die Tropen konnte, beschäftigte sich als Autodidakt von jeher mit der Naturheilkunde. Bei jeder sich bietenden Gelegenheit wurde in der Familie die Heilerde angewandt.

Als ich nach meiner Ausbildung mich selbständig machte, konnte ich auf diesem Gebiet in ausgedehntem Maße meine Erfahrungen sammeln. In meiner Tätigkeit als Heilpraktiker wurde mir Gelegenheit gegeben, bei einer großen Anzahl von Patienten den Wert der Heilerde zu ermitteln.

Auffallend war die Wirksamkeit bei akuten Entzündungen. Zum Beispiel: Verletzungen, Hämatome, Verzerrungen, Prellungen, Quetschungen und Muskelrisse. Ebensogut waren die Erfolge bei akuter, fieberhafter Angina. Nicht zu vergessen sind entzündete Lymphdrüsen und Venenentzündungen. Außerdem reagieren vergrößerte Lymphdrüsen ebenfalls positiv auf diese Behandlung. Bei dieser Gelegenheit möchte ich nicht versäumen, auf die Strumabehandlung aufmerksam zu machen. 2–3 Packungen pro Tag genügen. In diesen Fällen ist es ratsam, die Heilerde mit einem Eichenrindenabsud (siehe Bezugsnachweis am Schluß des Buches) anzurühren. Selbstverständlich kann dabei nicht auf innere Mittel verzichtet werden.

Bei Nagelgeschwüren konnte man ebenfalls hervorragende Erfolge verbuchen. Den betreffenden Finger steckt man am besten in einen mit Heilerde gefüllten Fingerling. Was das Gebiet des Ulcus cruris betrifft, kommt es auf die Erfahrung des Behandlers an. Es gibt Patienten, die günstig auf die Heilerde reagieren. Selbst auf Geschwüre kommt die Heilerde!

Wer im Leben schon einmal einen Gichtanfall gehabt hat, weiß, wie schmerzhaft das ist. Mit einigen Heilerdepackungen verschwinden die Beschwerden in kurzer Zeit. Die gleiche Wirkung macht sich bei heißen Gelenkentzündungen bemerkbar.

Bei der äußerlichen Behandlung ist darauf zu achten, daß bei akuten Erkrankungen mit Überhitzung die Packungen öfter gewechselt werden müssen. Sobald die Heilerde trocken wird, muß sie abgenommen werden."

Und jetzt möchte ich ein paar Tiermediziner zu Worte kommen lassen.

Dr. J. K. aus W. schreibt: "Als Pferdehalter möchte ich Ihnen über die erfolgreichen Anwendungen von Luvos-Heilerde bei unseren Pferden berichten. Heilerde hat sich als ein vielseitig und unkompliziert anzuwendendes Heilmittel bei den Pferden bewährt, beispielsweise in Form von Umschlägen bei häufigen Erkrankungen der Pferdebeine wie Einschuß, Sehnenzerrungen und -entzündungen, Gelenkschwellungen,

Sommerwunden und Hautinfektionen ganz allgemein.

Nach einer schweren Schnittverletzung an der Hinterhand, bei der bis auf den Knochen alle Bänder, die Gelenkkapsel und die Sehnenscheide durchtrennt waren, erfolgte die postoperative Wundversorgung lokal bald mit Heilerdeverbänden. Der sekundären Wundinfektion konnte auf diese Weise gut entgegengewirkt werden, was besonders wichtig war, weil das Pferd wegen Allergie die Antibiotika-Injektionen nicht vertrug. Erfolgreich konnte auch durch die Heilerde-Umschläge die Tendenz zur Bildung von wildem Fleisch verhindert werden. Innerliche Anwendungen von Heilerde haben sich bei Durchfall und leichter Verstopfung bewährt. Bei einer Stute, die jeweils während der Tragezeit an Hufrehe erkrankte, konnte eine wesentliche Besserung durch die regelmäßige Gabe von Heilerde erreicht werden.

Bei chronischer Neigung zu Strahlfäule konnte durch regelmäßige Gabe von Heilerde ebenfalls eine allmähliche Festigung und Strukturverbesserung des Strahles erreicht werden."

Tierarzt Sch. aus V. schreibt: "Meine bisherigen Erfahrungen mit Heilerde sind, wie Sie aus den Prüfungsberichten ersehen können, außerordentlich positiv. Vor allem bei Kälbern mit intestinalen Fehlgärungen, verbunden meist mit Kolik und Tympanie, sind außerordentlich spontane Besserungen zu beobachten. Wie Sie sehen werden, habe ich auch meinen eigenen Hund mit Heilerde behandelt. Ich habe damit die Diarrhö mit Erbrechen des Hundes heilen können."

Herr W. R. aus O. schreibt: "Möchte Ihnen kurz mitteilen, daß ich Ihre Heilerde seit 30 Tagen bei meinen Brieftauben anwende und kann sagen, sie sind dadurch in einem sehr guten Gesundheitszustand."

Herr G. N. aus G. schreibt: "Heilerde habe ich mit Erfolg

bei einer Lahmheit meines Pferdes angewandt. Es handelte sich sehr wahrscheinlich um eine Sehnenzerrung oder ähnliches. Alle veterinärmedizinischen Maßnahmen, mit denen fast ein halbes Jahr an dem Tier herumexperimentiert wurde, waren nicht sehr erfolgreich. Die Behandlung mit der Heilerde brachte offensichtlich Erfolge.

Übrigens, die langen veterinärmedizinischen Behandlungen haben mein Pferd an dieser Stelle sehr hautempfindlich werden lassen, was bei der Behandlung mit Heilerde nicht der Fall war."

Tierheilpraktiker Herr W. K. aus Frankfurt schreibt: "Patient Schäferhündin, Diagnose: nässendes Lefzenekzem, beidseitig. Tier war seit zweieinhalb Jahren bei verschiedenen Tierärzten in Behandlung. Trotz Antibiotikatherapie kein Erfolg.

Nach Vorstellung des Tieres wurden Salben abgesetzt. Durchgeführt wurden Spülungen mit Lactisan, 3x täglich, Injektionen Elpimed s.c. 2x wöchentlich. Außerdem wurde 2x täglich Heilerde aufgetragen.

Nach vier Tagen war die Wunde trocken, nach sechs weiteren Tagen begann ein gleichmäßiger Heilungsprozeß an den Wundrändern. Das Tier befindet sich noch in Behandlung und wird in etwa 4 Wochen aus der Therapie entlassen werden.

Zweiter Patient. Hund, Diagnose: Unklare Magen-Darminfektion. Tier hatte seit zwei Wochen Durchfall und vor der Futteraufnahme leichtes Erbrechen. Parasitologische und bakteriologische Kotuntersuchung ohne Befund. Therapieversuche mit Nux Vomica D 6, Kohletabletten, Diarrheel brachten zwei Wochen keine Besserung.

Dann Abbrechung o. g. Therapie und Gabe von zwei Eßlöffeln Heilerde ins Futter; nach zwei Tagen deutliche Besserung, nach fünf Tagen beschwerdefrei. Seitdem ohne weitere

Behandlung (6 Wochen) keine Krankheitszeichen mehr vorhanden."

Tierheilpraktiker W. G. aus M. schreibt: "Bei den von mir behandelten Tieren handelt es sich fast ausnahmslos um Hochleistungspferde. Diese neigen häufiger zu Erkrankungen der Extremitäten, wie z. B. Sehnenscheidenentzündungen, Einschuß, Gelenkentzündungen etc.

Bei diesen Indikationen habe ich – vor allem im frühen Stadium – Heilerde mit Erfolg eingesetzt. Ebenso erfolgreich wurden Schwellungen, Ödeme, Phlegmonen, Weidenverletzungen – also offene Wunden –, Durchfälle und leichte Verstopfung sowie Schwellungen der Lymphdrüsen erfolgreich damit behandelt. Z. Zt. behandele ich einige Pferde, die unter starken Ekzemen leiden, ebenfalls mit Heilerde.

Mein Stallkater, der seit einiger Zeit furchtbar aus dem Maul stank, bekam zweimal tgl. einen Teelöffel Heilerde unter das Futter. Nach ca. sechs Tagen war der Gestank verschwunden."

Herr S. aus F. schreibt: "Ich habe Ihnen bereits schon mitgeteilt, daß ich meinen Pferden 4x wöchentlich ein Gemisch aus Weizenkleie und Leinsamen füttere, dem 15–20 g Heilerde zugesetzt ist.

Daher bin ich der Meinung, daß in der Heilerde irgendwelche Stoffe enthalten sind, die entweder allein oder im Zusammenhang diese Wirkung erzielen."

Tierarzt Dr. K. B. aus W. schreibt: "Seit Herbst wird in der Igelstation meiner Tochter Heilerde bei der täglichen Fütterung verwendet.

Dabei konnte ich beobachten, daß Darmschäden (Enteritis durch entartete Kolibakterien) mit Hilfe der Heilerde schneller geheilt werden. Der Kot nimmt sehr schnell eine feste, längliche Form an und scheint das Tier nicht zu belasten. Vor allem bei der Durchführung von Wurmkuren ist dies von größter Wichtigkeit.

Sogar in die Breinahrung, die meist zu Beginn der Aufnahme von kleinen Tieren (ca. 90–150 g.) mit Puppenfläschchen gegeben wird, verwenden wir Heilerde und sind mit der Kotausscheidung sehr zufrieden.

Von sehr großer Bedeutung ist, daß die Kotausscheidung bei Tieren, die Heilerde im Futter haben, geruchlos ist. Dies ist bei Überwinterung bei Privatpersonen sehr wichtig.

Alle Privatleute, die Igel überwintern, bestätigen mir, daß die Verwendung von Heilerde äußerst wichtig ist."

Die Heilerde in ihren verschiedenen Anwendungsformen

Bei allen Dingen, die wir im Krankheitsfall zur Wiedergewinnung der Gesundheit tun, wird uns die Natur den richtigen Weg weisen angesichts vieler Widersprüchlichkeiten, denen wir uns ausgesetzt sehen. Es existieren kaum Meinungen – wie in anderen Bereichen, so auch im Bereich der Medizin –, die nicht widersprüchlich sind. Nicht selten widersprechen sich sogar wissenschaftliche Arbeiten, was deren wissenschaftliche "Bedeutung" untermauert. Auch im Ernährungsbereich gibt es konträre Meinungen, z. B. Auffassungen, nach denen man viel Eiweiß essen solle, und andere, die empfehlen, mit weniger Eiweiß auszukommen.

So dürfen wir uns nicht wundern, daß es auch bei therapeutischen Empfehlungen erhebliche Unterschiede gibt. So wird man z. B. bei einem fieberhaften Infekt auf der einen Seite mit fiebersenkenden Medikamenten (Antipyretica) und bakterienvernichtenden Präparaten (Antibiotika) behandeln können oder auf der anderen Seite mit Einläufen, Fasten und abwehrsteigernden biologischen Präparaten. Die Entscheidung, welche Behandlungsform die bessere ist, wird sich nicht immer allein nach Gesichtspunkten der Notwendigkeit ergeben, sondern nach Lebensauffassung, Bildung und Verbildung, Erfahrung und Nichterfahrung richten. So wird ein unerfahrener Therapeut häufig zu schärferen Mitteln greifen, als es der Krankheit angemessen ist. Ein anthroposophischer Arzt wird aufgrund seines Weltbildes viel eher zu natürlichen – oft angemesseneren – Mitteln greifen als ein allein schulmedizinisch denkender Therapeut.

So dürfen wir uns auch nicht wundern, daß der Einsatz der Heilerde bei Ärzten nicht so häufig ist, als es ihrem therapeutischen Wert entspricht. Denn welche Hochschule unterweist die angehenden Mediziner heute noch gründlich in der Handhabung natürlicher Heilmethoden?

Selbst als therapeutische Laien leben wir vielfach in der Vorstellung, mit scharfen Mitteln gegen schwere Erkrankung vorgehen zu müssen. Am Ende dieser Verhaltensweise gilt zwar nicht immer, manchmal aber doch der Satz: Therapie gelungen, Patient tot. Oder in milderer Form könnte es heißen: Krankheit geheilt, es lebe die Krankheit! Denn nicht selten folgt der behandelten Krankheit eine zweite, die Folge der Behandlung ist. So etwas werden wir natürlich bei der Behandlung mit Heilerde nie zu befürchten haben.

Wir alle kennen den Begriff der sogenannten Außenseitermedizin. Alles, was außerhalb des Modetrends der jeweils etablierten Medizin liegt, ist suspekt und stößt auf Abwehr oder Ignoranz. Oft ist es auch schlicht Unwissenheit darüber, daß einfache Heilmittel nicht nur ungefährlicher, dabei aber genauso hilfreich sein können. Nicht selten ist es sogar so, daß ein chemisches Mittel eine Krankheit eher unterdrückt als seiner Ausheilung dienlich ist. Diese Gefahr brauchen wir bei den "einfachen" Heilmitteln nicht zu befürchten, entspricht doch hier eine Besserung der Krankheitssymptome einer Besserung der Krankheit selbst, was wir von chemischen Mitteln, wie Sie ja selbst wissen, beileibe nicht immer behaupten können.

Konnte die Natur nicht lange zuvor helfen und heilen, bevor es Ärzte, Mammutkliniken, Zehntausende verschiedener Pillen und das Messer des Chirurgen gab? Wie unbeholfen sind oft junge Ärzte angesichts ihres mangelnden Wissensstandes, wenn sie in die freie Natur entlassen, sprich auf den Patienten losgelassen werden. Ich selbst zum Beispiel hatte nicht gelernt, wie man eine Grippe, eine ja durchaus nicht seltene Erkrankung, behandelt. Aber ich wußte viel mehr über die Behandlung mit Antibiotika oder Chemotherapeutika.

Vor kurzem habe ich den Satz gelesen: Eine Großmutter ist wertvoller als zwei Kinderärzte. Konnte nicht erst durch die Zerschlagung der alten Familienstrukturen, Berufstätigkeit beider Ehepartner, Kasernierung der Frauen in Entbindungskliniken usw. die Entnaturisierung der Medizin beginnen? Früher wurden 99 Prozent der Kinder gestillt. Wieviel sind es heute? 1 (ein) Prozent. Den kleinen Würmchen werden chemische Augentropfen gleich nach der Geburt eingeträufelt. Die Behandlung mit Chemie beginnt im Kreißsaal!

Fast jeder Arzt würde zum Beispiel heute schwere Darminfektionen (Salmonellen oder Typhus) mit Antibiotika behandeln. Was würde wohl der Laie tun, wenn er die Auswahl zwischen einem chemischen Mittel und der Anwendung von Heilerde bei diesen Erkrankungen hätte? Wäre er nicht bestrebt, für sich das kleinere Übel zu wählen, zumal wenn es eigentlich gar kein Übel wäre?

Ich sagte eingangs schon: Bei allen Entscheidungen darüber, wie man sich therapeutisch verhalten soll, sollten wir den Erkenntnissen der Natur folgen. Welches also sind die Heilmethoden der Natur? Zuallererst natürlich die naturgemäße Kost, nichts Denaturiertes, Entwertetes oder Raffiniertes. Kein Alkohol, keine Zigaretten, keine Schokolade, keine Tiefkühlkost und auch keine Mikrowellenkost. Lebensmittel nur frisch mit allen ihren natürlichen Vitaminen, Mineralien, Spurenelementen und Enzymen. Dann das Fieber als wirksame Abwehrwaffe gegen Bakterien und Viren! Keine Antibiotika (anti bios = gegen das Leben gerichtet). Dann das königliche Fasten. Eine der wirksamsten Therapien überhaupt, deren Wert und Wirkung nur der erkennen wird, der sich damit befaßt hat und deren Erfolge beurteilen kann.

Fragen wir uns weiter: Warum nimmt ein kranker Hund Gras oder Erde auf. Sicherlich nicht, weil es ihm zum Schaden gereicht, sondern weil die Natur ihn mit einem wunderbaren Instinkt ausgestattet hat.

Folgen wir der Natur, denn sie führt uns nicht irre!

Was ist nun der Wirkeffekt der Heilerde bei innerlicher Einnahme? Wir wissen, daß Heilerde eine enorme Bindungsfähigkeit für alle Darmgifte besitzt (Näheres dazu siehe im Darmkapitel).

Bereits 1936 berichtete Prof. Dr. med. Martin Vogel in der Wochenzeitschrift für biologische Medizin “Hippokrates”, daß mit Heilerde insbesondere auch bei Cholera schwerster Fälle verblüffende Erfolge eintraten. Im Durchschnitt dauerte die Behandlung kaum mehr als $1^1/_2$ Tage. Mißerfolge und Rückfälle waren nicht zu verzeichnen, wenn gleichzeitig strenge Nahrungsenthaltung geübt und ausreichende Mengen des Mittels gegeben wurden. Die Erde wurde von den Kranken recht gern genommen, weil danach sehr bald ein Gefühl der Erleichterung und Entgiftung eintritt und der Durchfall meist rasch zum Stehen kommt. Neben sofortigem Aufhören von Erbrechen und Leibschmerzen wurde eine erhebliche Besserung des Allgemeinbefindens beobachtet.

Nach Erfahrungen von Prof. Vogel gibt man am besten sofort 200 Gramm und nach mehreren Stunden nochmals 200 Gramm Erde in der doppelten Menge Wasser aufgeschwemmt. Nur in seltenen Ausnahmefällen war eine nochmalige Wiederholung erforderlich, um die schweren Durchfälle zum Stillstand zu bringen.

Bereits damals wurde von Prof. Vogel "die bis zum heutigen Tag erhältliche Luvos Heilerde" eingesetzt.

Auch bei Übersäuerungszuständen des Magens ist Heilerde überaus wertvoll, denn die Menge von 10 Gramm Heilerde, in Einzeldosen in 0,1% aufgeteilt, vermag Salzsäure bis zum 70fachen der Menge zu binden, also, wenn die gleiche Menge auf einmal gegeben wird. Im Gegensatz zum üblichen säurebindenden Mittel "Antacida" erfolgt die Bindung von Salzsäure nie bis zur völligen Erschöpfung.

Die innerliche Anwendung der Heilerde

Die Heilerde weist nur einen wenig ausgeprägten Geschmack auf. Häufig wird ein leicht metallischer Geschmack angegeben. Man kann sie entweder trocken oder in Wasser aufgeschwemmt geben. Die übliche Menge ist je ein gehäufter Teelöffel voll früh nüchtern und abends vor dem Schlafengehen. Trocken genommen – was sich besonders bei Stomatitis, Angina u. dgl. empfiehlt –, muß die Heilerde selbstverständlich gut eingespeichelt werden, sonst rührt man die angegebene Menge in 1/2 Glas kaltes oder warmes Wasser, nach Geschmack auch in Kräuter ein. Die Heilerde klumpt im Wasser ebensowenig wie im Darm. Wenn notwendig, gibt man noch die gleiche Menge ein 3. Mal 1/2 Stunde vor oder nach dem Essen. Je nach Lage des Falles, z. B. bei Nahrungsmittelvergiftungen u. dgl., kann die verabreichte Menge ohne Gefahr beliebig gesteigert werden. Das Mittel ist restlos unschädlich, so daß eine obere Grenze ebenso wie die Dauer der Verabreichung lediglich nach der Wirkung und der subjektiven Verträglichkeit festzulegen ist. Allgemeinere Gegenindikationen, etwa nach dem Alter, bestehen nicht. Zumal in der feinen Aufbereitung auch vom jüngsten Kind gut vertragen wird.

Rasch und zuverlässig erfolgt vor allem die Beseitigung von Hyperaciditätsbeschwerden. Selbstverständlich ist in jedem Fall durch zweckmäßigere Kost die Quelle der Übersäuerung zu beseitigen. In der Regel läßt man bei Übersäuerungsbeschwerden Heilerde, wiederum in Wasser aufgeschwemmt, schluckweise in Abständen 3–5 Minuten bis zur Behebung der Beschwerden nehmen und diese Menge jedesmal bei Neuauftreten von Beschwerden wiederholen. Bei stärkeren, regelmäßig nach der Nahrungsaufnahme einsetzenden Schmerzen usw. schickt man die Heilerde der Mahlzeit voraus, um den Säureüberschuß von vornherein abzufangen. Bei empfindlichem Magen empfiehlt es sich, ebenso wie ein Ulcus, Ultra zu geben, obwohl auch die gewöhnliche Form der Heilerde so gut wie stets anstandslos vertragen wird.

Die Hauptsache ist für uns zu helfen, und mit der Heilerde kann man überraschend oft helfen. Wo man es nach der Anamnese usw. eigentlich nicht erwartet hatte, z. B. bei den so häufigen, auf gastritischen Veränderungen beruhenden Dyspepsien. Im übrigen ist hier vielleicht eine fördernde Mitwirkung der aus der Heilerde freiwerdenden Kohlensäure mit im Spiel, wie sich auch sonst gewisse Berührungspunkte zwischen Heilerde- und Heilquellen-Behandlung ergeben.

Prof. Vogel beschreibt zwei Fälle. Der 1. Fall ein intelligenter, Ende der 50er Jahre stehender Patient, der seit zwei Jahren an erheblichen dyspeptischen Beschwerden gelitten und sich auf eine sehr vorsichtige Kost und Lebensordnung eingestellt hatte, erfuhr durch die Heilerde in kurzer Zeit eine solche Besserung seiner Beschwerden, daß er sich zu einem eigenartigen Experiment versucht fühlte. An einem Tag aß er nacheinander so ziemlich alle Speisen, die er sich bis dahin wegen schlechter Bekömmlichkeit hatte versagen müssen, darunter z. B. Linsen und Bohnen, fette Speisen usw. Die Leistungsfähigkeit der Verdauungsorgane erwies sich allerdings auch mit Heilerde diesem massiven Experiment als nicht ganz gewachsen, der Zustand blieb aber auch weiterhin unter weiterer Verabreichung von Heilerde wesentlich besser als die ganze Zeit vorher.

Der 2. Fall. Bei einer Mitte der Fünfzig stehenden Patientin wurde durch Heilerde, allerdings in Verbindung mit entsprechender Regelung der Kost usw., eine seit 40 Jahren bestehende, mit allen Mitteln auch von ersten Autoritäten vergeblich behandelte Verstopfung behoben. Sicher spielt hier auch die veränderte Kost eine wichtige Rolle mit, doch konnte in den 2 Jahren der Beobachtung auch bei streng eingehaltener Kost der Stuhlgang nur mit Heilerde dauernd in Ordnung gehalten werden.

Auch Dr. Stumpf hat mit durchschlagendem Erfolg damals hauptsächlich bei toxischen und anderen Durchfällen Heilerde angewandt. Er stellte fest, daß durch die Wirkung der fein verteilten anorganischen Substanz die Bakterien räumlich getrennt werden, also sozusagen von ihrer Nährsubstanz aufgehoben und in anorganische Materie eingebettet werden. Auch hier wird es sich in allererster Linie um absortive Vorgänge, vor allem um eine Bindung von Bakteriengiften, aber auch um eine Veränderung der Lebensbedingungen für krankmachende Bakterien handeln.

Stinkende Stühle werden meist überraschend schnell geruchlos. Bei Fäulnisdyspepsie tritt schlagartige Beseitigung von Beschwerden, unter denen sie oft jahrelang gelitten haben, ein.

Nicht weniger prompt wirksam ist im Gegensatz hier die Heilerde bei Blähsucht infolge Kreislauf- oder Verdauungsschwäche. Hier fehlt es in der Regel an einer zweckentsprechenden Umstellung der Kost.

Über Magen und Darm hinaus sind bei Verabreichung von Heilerde auch Rückwirkungen auf den Gesamtorganismus zu beobachten, die sich mit großer Regelmäßigkeit einstellen und die es ebenso wie die Regelung des Stuhlganges begreiflich machen, daß die Patienten von dem Mittel oft geradezu begeistert sind. Sie sind auch oft genug Veranlassung, Heilerde zu verordnen, wo, wie z. B. bei Hautkrankheiten oder rheumatischen Beschwerden, allgemeinere Stoffwechselstörungen vorliegen.

Faßt man die Beobachtungen kurz zusammen, so ergibt sich für die Heilerde ein sehr weiter Indikationsbereich (siehe auch die Tabellen) ebenso wie eine verhältnismäßig große Sicherheit des Erfolges. Da die Heilerde sehr billig, dabei unschädlich, als Hausmittel vielseitig verwendbar ist, stellt sie nach ärztlicher Erfahrung ein wichtiges natürliches Diätetikum dar, das sich wie kaum ein anderes vergleichbares Mittel zur vorbeugenden und heilenden Darmpflege ebenso wie zur Körperpflege im weitesten Sinne eignet.

Bei welchen Erkrankungen hilft Heilerde?

Die Heilerde kann innerlich wie äußerlich angewandt werden bei Erkrankungen wie:

Anwendungsgebiete:	Anwendungsform	Erläuterungen:
Abszeß: (Eitergeschwür)	äußerlich	Auflagen bzw. Umschläge von Heilerde
Adipositas: (Fettsucht, Fettleibigkeit)	innerlich	Dadurch werden Fette aus der Speiseaufnahme gebunden und Abmagerungsdiätetik hilfreich unterstützt.
Akne: (Talgdrüsenerkrankung der Haut)	äußerlich	Bei Akne und Mitessern wird Heilerde in der Form von Gesichtsmasken vorbeugend und behandelnd eingesetzt.
Allergie:	innerlich	Zur Bindung von Allergenen aus der Nahrung.
	äußerlich	Hautausschläge reagieren gut auf Luvos-Heilerde-Auflagen bzw. -Wickel. Besteht trotzdem noch Reizung weiter, so empfiehlt es sich, die Heilerde mit Abkochwasser von Zinnkraut oder Haferstroh anzurüh-

		ren, um Empfindlichkeit gegenüber dem reinen Wasser zu begegnen.
Allgemeinbefinden: (herabgesetztes)	innerlich	Innerliche Anwendungen von Heilerde führt in vielen Fällen zu einer Besserung des Zustandes und Gewichtszunahme.
Angina: (Mandelentzündung)	äußerlich	Einpudern der Mandelentzündung und Gurgeln mit Heilerde. Aufschwemmung.
Arthritis: (Gelenkentzündung)	äußerlich	Auflagen und Wickel siehe Gelenkerkrankungen.
Arthrose: (schmerzhafte Abnutzungskrankheit der Gelenke)	äußerlich	Auflagen und Wickel, siehe Gelenkerkrankungen.
Ausschläge:	äußerlich	Die meisten Hautausschläge verschiedensten Ursprungs reagieren gut auf Heilerde-Auflagen und -Umschläge.
Autointoxikation: (Selbstvergiftung)	innerlich	Vom Darm ausgehende Autointoxikation (durch Stoffwechselerzeugnisse des eigenen Körpers) wird durch regelmäßigeEinnahme von Heilerde sicher bekämpft.
Bartflechten: (Sykosis)	äußerlich	Bestimmte Formen der Bartflechte können durch Heilerde-Auflagen der Heilung zugeführt werden.
Bienenstiche:	äußerlich	Bienenstiche werden durch Heilerde-Auflagen rasch gebes-sert. Schwellungen und Schmerzen schwinden rasch.
Blähsucht:	innerlich	Resorption der Luft führt zu Linde-

		rung der Beschwerden und Abbau der vermehrten Luftmengen in Magen und Darm.
Colitis ulcerosa: (Dickdarmgeschwüre)	innerlich	Gaben von Heilerde haben sich sehr bewährt.
Darmerkrankungen:	innerlich	Entzündungen, Gärungs- und Fäulniszustände, Störungen der Darmflora, Bewegungsstörungen des Darms, Verstopfung und Durchfall werden durch innerliche Gaben von Heilerde schnell bekämpft.
Dermatitis: (Hautentzündung)	äußerlich	Heilerde-Auflagen führen zu raschem Abklingen.
Durchblutungsstörungen:	äußerlich	Selbst solche schwerer Art, die bei Fortschreiten zu Gangrän führen, werden durch Heilerde-Auflagen gebessert. Bei ausgebildeter Gangrän ist eine Beeinflussung natürlich nicht mehr möglich. Daher frühzeitig mit zielstrebiger Behandlung beginnen.
Dyshidrosis: (juckende Hautkrankheit)	äußerlich	Heilerde-Auflagen und Einpudern mit Ultra führen zu sicherer Bekämpfung.
Dyspepsie: (Verdauungsstörung)	innerlich	Besonders bei Fäulnis- und Gärungsdyspepsie erzielt man mit Luvos-Heilerde innerlich rasche Besserung.
Eisenmangel:	innerlich	Kann bei Kleinkindern durch Ultra-Gaben ausgeglichen werden. Allerdings reicht dies für schwere Fälle nicht aus.

Ekzeme: (Hauterkrankungen mit Entzündung und Juckreiz)	äußerlich	siehe Ausschläge und Allergie
Enteritis: (Dünndarm-Entzündung)	innerlich	siehe Darmerkrankungen
Entgiftung:	innerlich	Exogen und endogen entstandene Gifte werden in Magen und Darm durch reichliche Heilerde-Gaben gebunden und unschädlich gemacht.
Entschlackung:	innerlich	Die der Entschlackung dienenden Frühjahrskuren können durch innerliche Einnahme von Heilerde unterstützt werden.
Entzündungen:	innerlich	siehe Magen-, Darm-, Mund- und Zahnfleischerkrankungen
Erysipel: (Wundrose)	äußerlich	Heilerde-Auflagen und Umschläge bis zum Rückgang der entzündlichen Erscheinungen.
Erythema exsudativum multiforme: (entzündliche Rötung der Haut)	äußerlich	siehe Ausschläge
Erythrodermie: (großflächige entzündliche Rötung der Haut)	äußerlich	siehe Ausschläge
Fäulnisdyspepsie:	innerlich	siehe Dyspepsie
Fisteln:	äußerlich	Durch Einstreichen von Heilerde-

		Brei in die Fistel kann man den Verschluß der Fistel anregen.
Furunkel: (Eitergeschwür)	äußerlich	Heilerde-Auflagen und Umschläge
Gärungsdyspepsie:	innerlich	siehe Dyspepsie
Gallerückfluß:	innerlich	Die hierbei entstehenden Beschwerden werden durch Heilerdeabgaben rasch gebessert.
Gastritis: (Magenschleimhautentzündung)	innerlich	siehe Magenerkrankungen
Gelenkerkrankungen:	äußerlich	Akute und chronische. Arthrosen mit und ohne Schwellungen und Ergüsse werden mit Heilerde-Umschlägen rasch gebessert, schmerzfrei und schwellen ab. Dies gilt auch für rheumatische Zustände. Sie sind, obwohl der Brei mit kaltem Wasser angerührt und kalt angelegt wird, keine Kaltanwendung sondern, da sie sich sofort nach der Umwicklung erwärmen, eine tiefgreifende Anregung der Wärmebildung. Sie gehören daher zu den Wärmeanwendungen und sind der äußeren Zufuhr von Wärme durch wärmetragende Umschläge überlegen, weil sie die Heilwärme im Körper erzeugen und deshalb in der Tiefe wirken.
Gerüche, üble aus Mund und Magen	innerlich	Werden durch innerliche Gaben von Heilerde und Gurgeln mit Heilerde-Aufschwemmungen rasch beseitigt,

		übelriechende Stühle durch innerliche Gaben geruchsnormalisiert.
Geschwüre:	innerlich äußerlich	siehe Magen, Zwölffingerdarm, Unterschenkel-Geschwüre und Colitis ulcerosa
Haarausfall:	äußerlich innerlich	Heilerde-Auflagen auf die Kopfhaut und innerliche Anwendung.
Hyperazidität: (Magenübersäuerung)	innerlich	Über den Tag verteilt innerliche Gaben von Heilerde.
Hypazidität (Magensäuremangel)	innerlich	Ist keine Gegenanzeige für Heilerde-Gaben. Es treten Besserungen auf, die über die freiwerdende Kohlensäure erklärt werden.
Ichthyosis: (Fischschuppen-krankheit)	äußerlich	siehe Seborrhö (Schuppenbildung)
Insektenstiche:	äußerlich	Alle Insektenstiche werden durch Heilerde-Auflagen rasch gebessert. Schwellungen und Schmerzen schwinden rasch.
Intoxikation intestinale:	innerlich	siehe Autointoxikation
Karbunkel:	äußerlich	siehe Furunkel
Lost: (Gelbkreuz Senfgas)	äußerlich	Bei schweren Lost-Verletzungen hat sich die Behandlung mit Heilerde-Auflagen bewährt und andere Mittel weit übertroffen.

Lumbago: (Hexenschuß)	äußerlich	Heilerde-Auflagen führen zu rascher Heilung.
Lymphangitis: (Lymphgefäßentzündung, Lymphdrüsenschwellung)	äußerlich	Heilerde-Auflagen und Umschläge führen rasch zu Abschwellungen und Rückgang der entzündlichen Erscheinungen.
Madenwürmer:	äußerlich	Hier empfiehlt es sich, bei madenvertreibenden Kuren Luvos-Heilerde-Auflagen auf den After zu machen, um die Würmer an der Eiablage dort zu hindern.
Magenentzündungen:	innerlich	Beruhigen sich rasch und gut mit innerlichen Gaben von Heilerde. Bei Schleimhautentzündungen legt sich eine schützende Schicht über die Schleimhaut und verhindert weitere Reizungen und Störungen der Abheilungsvorgänge.
Magengeschwür: (Ulcus ventriculi)	innerlich	Rasche Besserung nach innerlicher Anwendung von Heilerde.
Zwölffingerdarmgeschwür: (Ulcus duodeni)	innerlich	Rasche Besserung nach innerlicher Anwendung von Heilerde.
Magensäurevermehrung:	innerlich	siehe Hyperazidität
Magensäuremangel:	innerlich	siehe Hypazidität
Meteorismus:	innerlich	siehe Blähsucht
Munderkrankungen:	äußerlich	besonders entzündlicher Natur reagieren gut auf Spülungen mit Heilerde-Aufschwemmungen und Einstäuben von Ultra

Mundgeruch:	innerlich	siehe Gerüche
Nagelbett- entzündung:.	äußerlich	Heilerde-Auflagen und Umschläge
Nässende Wunden:	äußerlich	Heilerde-Auflagen und Umschläge führen rasch zur Reinigung und Abheilung.
Ödeme (Gewebewassersucht)	äußerlich	Heilerde-Wickel führen zu Abschwellung der Ödeme.
Ozaena: (stark riechende Nasenkrankheit)	äußerlich	Einblasen von Ultra in die Nasenlöcher wirkt dem üblen Geruch entgegen.
Panaritium: (Nagelkrankheiten, Umlauf)	innerlich äußerlich	Heilerde-Umschläge unterstützt durch innerliche Gaben.
Parodontose: (Zahnbett- erkrankung)	äußerlich	Einpudern mit Ultra des Zahnfleisches und Gurgeln mit Heilerde-Aufschwemmungen.
Phlegmone: (Zellgewebs- entzündung)	äußerlich	Heilerde-Umschläge
Putride Wunden: (übelriechende Wunden)	äußerlich	werden durch Heilerde-Auflage oder -Umschläge rasch gereinigt, geruchsfrei und zum Schließen gebracht.
Roemheld- syndromenkomplex:	innerlich	siehe Blähsucht
Seborrhö: (Schmerzfluß, anlagemäßig bedingte, krankhafte und ge-	äußerlich	Die Überfettung der Haut wird durch Heilerde-Auflagen und Umschläge sicher bekämpft, weil das Fett durch die Heilerde aufge-

steigerte Absonderung der Talgdrüsen)		saugt wird. Akne und Schuppenbildung sind Teilerscheinungen des Schmerzflusses und werden ebenso behandelt.
Schuppenflechte: (Psoriasis)	äußerlich	Zum Einweichen und Lösen der Schuppenausschläge Heilerde-Auflagen.
Schwellungen:	äußerlich	aller Art werden durch Heilerde-Auflagen und Wickel zum Schwinden gebracht.
Schweißbildung:	äußerlich	Heilerde-Auflagen und Einpudern mit Ultra führen zu sicherer Bekämpfung.
Sodbrennen:	innerlich	Innerliche Anwendung von Heilerde.
Sonnenbrand:	äußerlich	Auflagen und Umschläge von Heilerde, besonders bei Verbrennungen 2. und 3. Grades, wirken rasch und erfolgreich.
Stauungen aller Art:	äußerlich	Gute Beeinflussung durch Heilerde-Auflagen und -Wickel.
Stühle, übelriechende:	innerlich	Geruchsnormalisierung durch Heilerde-Einnahme.
Thrombosen: (Blutgerinnung innerhalb der Gefäße)	äußerlich	Heilerde-Wickel öfters erneuern.
Ulcus: (Geschwüre)	innerlich äußerlich	siehe Geschwüre.
Ulcus cruris: (Unterschenkel-	äußerlich	Auflagen und Wickel mit Heilerde bis zur Abheilung.

geschwür)		
Venenentzündung: (Phlebitis)	äußerlich	Heilerde-Wickel öfters erneuern bis zur Abheilung.
Verbrennungen:	äußerlich	Bei allen Formen und Graden der Verbrennung bringen Heilerde-Auflagen und -Umschläge rasche und gute Heilungsergebnisse.
Verdauungsbeschwerden:	innerlich	Einnahme von Heilerde.
Vergiftungen:	innerlich	siehe Entgiftung.
Verstopfung:	innerlich	Gaben von Heilerde fördern die Darmtätigkeit, wirken der Verstopfungstendenz entgegen.
Völlegefühl:	innerlich	Einnahme von Heilerde.
Wespenstiche:	äußerlich	siehe Insektenstiche.
Wundrose:		Äußerlich Heilerde-Auflagen und Umschläge bis zum Rückgang der entzündlichen Erscheinungen.
Zahnfleischentzündungen:	äußerlich	Einpudern des Zahnfleisches mit Ultra und Gurgeln mit Heilerde-Aufschwemmung.
Zwölffingerdarmgeschwür:	innerlich	siehe Magengeschwür.

Sie sind noch unsicher? Wissen nicht, wie Sie beginnen sollen? Ich brauche hier keine langen Erklärungen zu bringen. Es ist ganz einfach. Täglich innerlich zwischen 1–3 Teelöffelchen einnehmen, solange bis die Krankheit verschwunden ist. Lesen

Sie bitte in dem entsprechenden Kapitel alles über die Auflagen und Umschläge nach.

Frisch ans Werk!
Es gelingt Ihnen schon.
Sie können keine Fehler machen.
Die Heilerde schadet nie!
Sie hilft sehr schnell!

Beginnen Sie einfach damit! Und wenn Sie dann einen Erfolg verbuchen können, dann werden Sie selbst schon Sorge dafür tragen, daß sie nie mehr in Ihrem Haushalt oder Reisegepäck fehlt.

Heilerde innerlich und äußerlich

Innerliche Anwendung (Einnahme)

Für die innerliche Anwendung und somit zum Einnehmen dienen die Heilerden Luvos 1 oder bei erhöhter Empfindlichkeit des Magen- und Darmkanals die noch feiner pulverisierte Heilerde Luvos Ultra.

Wahlweise stehen folgende Heilerde-Einnahmeformen zur Verfügung:

1. Aufschwemmen in Flüssigkeit
2. Einnahme des Pulvers mit Nachtrinken
3. Zergehenlassen im Munde (Einspeicheln)

Dosierung:

Je nach dem Grad der gesundheitlichen Beschwerden und der Empfindlichkeit empfiehlt es sich, jeweils 1/2 bis 3 Teel. Heilerde am Tag einzunehmen.

Äußerliche Anwendung:

Einpudern der Wundflächen mit Heilerde.

Feuchtbehandlung:

Man rührt die Heilerde mit Wasser oder Kräuterabsuden (Zinnkraut/Eichenrindeabsud) zu einem Brei von salbenartiger Konsistenz an. Dieser Brei wird dann zu Auflagen oder Wickeln verwendet. Die Dicke der Auflage schwankt zwischen Finger-, Bleistift- oder Messerrückendicke.

Die Dicke des Auftragens ist von der Größe der zu behandelnden Fläche abhängig. Wundgebiete und kleine Flächen erhalten fingerdicke Auflagen, größere Wickel werden bleistiftdick und Darmwickel messerrückendick aufgetragen. Es ist wichtig, sich bei der Wickelabnahme davon zu überzeugen, daß die Heilerde überall getrocknet ist. Sind Flächen naß geblieben, so deutet dies auf Durchblutungsstörungen in diesen Gebieten hin. Man muß dann in diesen Gebieten mit der Dicke der Auflage zurückgehen.

Der zu behandelnde Körperteil muß warm sein, und die Eigenwärme des Körpers muß in jedem Fall zur Trocknung der Heilerde ausreichen. Trockentuch und Wolltuch müssen in jedem Fall nach außen abschließen, und der Körper ist warm zu betten. Tritt Kältegefühl auf, kann man mit Wärmflasche für Wärmezufuhr sorgen. Gelingt es nicht, auf diese Weise Kälte- und Frostgefühle zu beseitigen, so muß die Anwendung abgebrochen werden und der Patient durch milde Wasseranwendungen zur Wärmebildung angeregt werden.

Heilerde muß immer kalt angewendet werden, damit ihre heilende Qualität voll genutzt werden kann.

Oft werden die Heilerdeanwendungen durchgeführt, um die Durchblutung anzuregen und zu verbessern und die aufsaugende und ableitende Wirkung zu nutzen. Hier muß die Trocknung erreicht werden, was etwa 1 1/2–2 Stunden in Anspruch nimmt und sich durch Abbröckeln und Abrieseln der trockenen Heilerde im Umschlag bemerkbar macht.

Nach jeder Durchführung äußerer Heilerdeanwendungen muß der Hautpflege Beachtung geschenkt werden, weil Feuchtigkeit und Fett der Haut entzogen werden. Nach der Auflage die Haut warm abspülen, dann mit Olivenöl (Kalt- und Erstpressung) einreiben.

Folgen wir der Natur ohne Bange, denn sie führet uns nicht irre

Seit alters her sind Lehm- und Heilerde natürliche Heilgehilfen. Kranke und verletzte Tiere wälzen ihre Wunden in Lehm, instinktiv auf die Wirkung dieser Maßnahme vertrauend. In der äußeren Anwendung kann die Heilerde die Behandlung einer Rheumaerkrankung sinnvoll unterstützen.

Ich kenne eine Dame, die ohne ärztliche Hilfe eine erhebliche Kniegelenksarthrose fast bis zur Beschwerdefreiheit besserte. Vorher hatte sie vor Schmerzen in ihrem Knie kaum noch auftreten können. Etwa ein Jahr legte sie abends einen Heilerdewickel über ihr schmerzendes Kniegelenk. Sie wurde nicht müde, dies Tag für Tag zu wiederholen. Allmählich linderten sich ihre Beschwerden, und nach ca. einem Jahr war ihre schmerzhafte Bewegungsbehinderung fast vergessen.

Die Heilerde enthält zu einem hohen Anteil Kieselsäure, die stärkend auf das Bindegewebe wirkt. Mineralsalze können schädliche Säuren binden und teilweise zur Stärkung der Knochenstrukturen herangezogen werden. Die Heilerde verhindert Wundinfektionen und beseitigt infektiöse Erreger schnell.

Wir hatten einen Patienten mit Polyarthritis zu behandeln,

dessen linker Ellenbogen besonders monströs geschwollen war. Durch die Schwellung und die dadurch hervorgerufene Bewegungseinschränkung war die Beweglichkeit in diesem Gelenk fast aufgehoben. Tägliche Umschläge mit Heilerde haben die Schwellung innerhalb von ca. drei Wochen praktisch fast vollständig beseitigt. Immer wieder haben wir die gute Wirkung der Heilerde bei entzündlichen Schwellungen der Gelenke sehen können. Aber, sie muß bis zum Erreichen des gewünschten Erfolges täglich angewendet werden. In vielen Fällen, wo trotz Ernährungsumstellung und anderer durchgeführter Behandlungen sich nur eine langsame Besserung von Schwellungszuständen einstellen wollte, hat die Heilerde fast immer schnell geholfen. Sie hat einen ausleitenden Effekt auf die Gewebsgifte, wirkt aber offensichtlich durch ihre mineralischen Anteile und die große Menge an Kieselsäure stärkend auf die erkrankten Gewebe.

Es ist verständlich, daß Schmerzzustände bei Gelenkentzündung nicht immer allein durch äußere Behandlung beseitigt werden können, denn die Ursachen des entzündlichen Gelenkrheumas sind ja vielfach nicht allein durch äußere Ursache veranlaßt. Gleichwohl erstaunt immer wieder die gute Wirkung im Hinblick auf Schwellungen und Entzündungen. Dadurch wurde – falls notwendig – eine weitere Behandlung des Rheumas einfacher gemacht. Möglicherweise hätte in vielen Fällen eine noch längere Behandlung noch weitergehende Erfolge gebracht. Am Beispiel der Arthrosen haben wir gesehen, daß gerade längere Anwendung sich – trotz anfangs nur allmählicher Besserung – gut bewährt hat. Darüber hinaus haben wir ebenfalls in der äußeren Anwendung von Hautleiden die gute Besserung der Heilerde beobachtet, dies sowohl bei Neurodermitis als auch bei Schuppenflechte, Kontaktekzemen, Virusbläschen an Lippen oder anderen Körperteilen.

Innerlich haben wir die Heilerde gerne angewendet bei Übersäuerungszuständen des Magens, Fäulnisprozessen des Dünndarmes und des Dickdarmes. Sogar bei Wurmerkrankungen kann die Heilerde hilfreich sein. Auch Hunde nehmen Erde bei Erkrankungen ihrer inneren Organe auf. Fast regelmäßig finden sich bei Rheumaerkrankungen Störungen der inneren Organe, besonders häufig am Magen, Zwölffingerdarm, an der Bauchspeicheldrüse und am unteren Dickdarmanteil (Colon descendens).

Reiz-, Entzündungs- und Schwellungszustände der inneren Organe wirken wie eine Feuersbrunst auf die rheumatischen Gelenke. Hier kann die Heilerde lindernd, ausgleichend und beruhigend auf die gereizten Organe einwirken und Fäulnis- und Gärungsprozesse reduzieren. Sie wirkt der Überschwemmung des Darmes durch krankmachende Bakterien und Viren entgegen. Am besten schwemmt man die Heilerde vor dem Einnehmen in Wasser auf und trinkt sie gewissermaßen. Ein bis drei Teelöffel können je nach Zustand der inneren Organe täglich sinnvoll sein. In Kurkliniken, die mit Lehm und Heilerde arbeiten, werden bis zu drei Eßlöffel täglich gegeben. Man kann die Heilerde, die es zur innerlichen Einnahme unter dem Namen Luvos Ultra gibt, gut morgens auf nüchternen Magen nehmen. Bei Zahnfleischentzündungen, Zahnfleischschwund und Zahnextraktion kann man einen Teelöffel Heilerde langsam im Munde einspeicheln und zergehen lassen. Auch zum Zähneputzen ist die Heilerde, weil frei von allen schädlichen Zusätzen, bestens geeignet. Schon viele konnten ihre Erkrankung der Schleimhäute mit diesem einfachen Mittel lindern und heilen.

Bei Gelenkerkrankungen kann die Heilerde in Form eines

messerrückendicken Umschlages äußerlich am Gelenk eingesetzt werden. Dazu wird eine entsprechende Menge der Erde zu einem Brei angerührt, der sich verstreichen läßt, jedoch nicht zerfließt. Die Heilerde trägt man dann auf ein feuchtes Leinentuch auf, das um das Gelenk herumgeschlagen wird. Zur Verlängerung der Wirkung kann darauf die Abdeckung mit einer dünnen, knitterigen Folie erfolgen, die sich den Gelenkkonturen gut anpaßt. Der ganze Umschlag wird dann mit einer elastischen Binde fixiert.

Bei Arthrose empfiehlt es sich, die Heilerde eher mit warmem Wasser anzurühren, während bei Arthritis mit überwärmten Gelenken ein kalter Umschlag sinnvoll ist.

Durch die ausleitende Funktion der Erde kann es gelegentlich zu Hautreaktionen mit Ekzemen kommen, was aber der Heilwirkung dienlich ist. Eine Stunde oder gar über Nacht kann der Heilerdeumschlag je nach Gegebenheiten am Gelenk verbleiben. In der großen Mehrzahl findet sich eine schnelle Besserung bei entzündlichen Schwellungen, eine langsamere in bezug auf die Schmerzen und Abnutzungserscheinungen der Gelenke. Insgesamt ist dieses so einfache und preiswerte Heilmittel als überaus wertvoll zu bezeichnen, so daß es einen wesentlich häufigeren Einsatz verdient hätte.

Einige Beispiele für die Wirkungen der Heilerde.

Frau H. Sch., 54 Jahre, leidet seit vielen Jahren an einer chronischen Polyarthritis. Eine Besserung hat sich durch verschiedene naturkundliche Behandlungsverfahren zwar eingestellt, aber bei ihrem früher sehr schweren Rheuma hat sie dennoch weiterhin allerlei Beschwerden. Zwar macht sie dieses und jenes, auch ernährungsmäßig, jedoch fehlt die richtige Konsequenz. Nunmehr ist es zu einer Schwellung beider Sprunggelenke gekommen. Die Beweglichkeit und das Auftreten sind dadurch deutlich eingeschränkt, zumal auch die Zehen bereits durch die langjährige Erkrankung deutlich deformiert sind. Nächtliche Umschläge mit Heilerdekompressen wurden durchgeführt. Innerhalb von drei bis vier Wochen nach Beginn der Heilerdeanwendungen haben die Entzündungszeichen weitgehend nachgelassen, die Schwellungen sind zurückgegangen, der Gang wird wieder elastisch, das Laufen selbst schmerzt nicht mehr.

Herr Sch., 53 Jahre, leidet ebenfalls schon mehrere Jahre an einer Polyarthritis. Im Rahmen eines schubhaften Verlaufes ist es nunmehr auch zu einer massiven Schwellung des linken Ellenbogens gekommen. Die Gelenkkonturen sind kaum noch zu erkennen, das Gelenk selbst hat fast den Umfang eines Knies. Innerhalb weniger Wochen, da täglich Gelenkwickel mit Luvos-Heilerde gemacht wurden, ist die Schwellung ganz behoben. Dadurch ist die Beweglichkeit des Armes deutlich verbessert. War Autofahren vorher kaum möglich, kann der Patient nun wieder allein die Fahrt zur Praxis bewerkstelligen. Weniger zurückgebildet haben sich die Schmerzen, so daß noch eine Weiterbehandlung erforderlich ist.

Herr H. E., 50 Jahre, führt auf mein Anraten hin ebenfalls Gelenkwickel mit Heilerde durch. Er leidet seit vielen Jahren an chronischer Polyarthritis. Es werden vorher die beiden Kniegelenke behandelt, die deutlich geschwollen sind. Der Gang ist sehr erschwert. Aufstehen und Gehen sind durch Steifigkeit und beginnende Beugekontraktur mühsam. Innerhalb weniger Wochen ergibt sich eine Besserung der Schwellungen und Schmerzlinderung durch die Anwendung mit Luvos-Heilerde-Umschlägen. Die anderen Gelenke sind ohne diese Behandlung unverändert.

Da die Polyarthritis und die Bechterewerkrankung ja systemische, den ganzen Körper erfassende Krankheiten sind, werden wir mit der Heilerde, in äußerlicher Form eingesetzt, meist nicht allein die Krankheit beseitigen können. Gleichwohl ergibt sich fast immer eine deutliche Wirkung auf Schwellungszustände, die die Beweglichkeit ja deutlich beeinflussen. Manchmal führt die Schwellung der Bänder und Sehnen mit ihren entzündlichen Begleitreaktionen auch zu Ein- oder Durchrissen dieser Strukturen. Auch diese Komplikationen werden durch Heilerde vielfach vermieden. Selbst Schmerzen lassen sich in vielen Fällen reduzieren, wenngleich zu deren Linderung oft eine längere Anwendung der Umschläge mit Heilerde notwendig wird.

Wenn man bedenkt, wie schwer eine chronische Polyarthritis und andere Rheumakrankheiten zu beeinflussen sind, ist es fast schon ein kleines Wunder, wie segensreich sich die Heilerde als einfaches Hausmittel auswirkt.

Manchen ist aber diese Arbeit zu lästig. Indes wird nur der Erfolg haben, der mit Stetigkeit seine Ziele verfolgt. Auch wenn die Heilerdebehandlung nicht Maßnahmen der Ernährungsumstellung, konsequente Bewegungstherapie und Stärkung des Immunsystems überflüssig macht, so wird sie doch eine segensreiche Hilfestellung bei der Behandlung rheumatischer Erkrankungen sein können.

Wenn schon bei Vielfacherkrankungen der Gelenke eine deutliche Besserung zu erkennen ist, dann wird der Erfolg noch besser sein, wenn sich das Rheuma vielleicht erst an einem einzigen Gelenk festgebissen hat.

Einfachere Erkrankungen, wie Schleimbeutelentzündungen, Sehnenscheidenreizungen und aktivierte Arthrosen sind der Behandlung mit Heilerde noch leichter zugänglich als Schwersterkrankungen.

Liebeserklärung an die Lehmsanatorien

Das erste Buch, das mir über Heilerde in die Hände fiel, hieß: "Kehrt zur Natur zurück" von Adolf Just. Er beschreibt in diesem Buch seine "Jungbornanlage", in der man all das anwenden konnte, was in dem Buch beschrieben wird. Man heilte dort nur mit richtiger Ernährung, Heilerde/Lehm, Wasser, Sonne und viel Bewegung.

Lange dachte ich darüber nach und war der Ansicht, es wäre doch mal wirklich schön, wenn ich eine richtige Beschreibung, möglichst mit Bildern, von dieser Anlage haben könnte. Da diese Jungbornanlage aber vor dem ersten Weltkrieg bestanden hatte, wußte ich sofort, es ist schier unmöglich, noch Unterlagen darüber zu erwischen. Der Mensch denkt, und Gott lenkt! Eine Leserin meiner Bücher sandte mir eines Tages aus Dankbarkeit so ein Heft. In dem Brief stand wörtlich: "Sicherlich können Sie viel mehr anfangen. Bei mir liegt es nur so herum." Ich war mal wieder sprachlos. Woher wußte diese Leserin, wie sehr ich darauf lauerte, so etwas in Händen zu bekommen?

Ich vertiefte mich also sogleich in das kleine Werkchen und war hingerissen. Auf 52 Seiten ist alles ganz ausführlich erklärt und, wie erhofft, mit sehr vielen Bildern versehen. Da gab es kleine nette Hütten mitten im Wald, aus Holz, ohne Wasser und Licht; dann einen wunderschönen Park mit sehr alten Bäumen, des weiteren eine Luftparkanlage, wo der Patient sich nackt der Sonne und dem Wind aussetzen konnte. Man frühstückte in einem sonnendurchfluteten Speisesaal. Alles war so einfach und sehr schön hergerichtet. Es gab dort sogar so etwas wie eine "Sehschule".

In dem Büchlein konnte ich dann folgendes lesen: "Goethe sagte schon: Die Natur versteht gar keinen Spaß, sie ist immer wahr, immer ernst, immer strenge, sie hat immer recht, und die Fehler und Irrtümer sind immer die des Menschen. Den Unzulänglichen verschmäht sie, und dem Zulänglichen, Wahren und Reinen ergibt sie sich und offenbart ihm ihre Geheimnisse." Adolf Just erklärte seinen Standpunkt so: "Die Natur ist heute (1887) fast überall vom Menschen gestört. (Ausroden der Wälder, Verderben der Luft, Verunreinigungen des Wassers u. v. a.) Wir finden deshalb auch Mängel in der uns heute umgebenden, vom Menschen berührten und gestörten Natur. Der Mensch sucht die Materie in seinen Dienst zu stellen, er sucht in dieser höheres Wohlleben und Glück, aber er muß auf diese Weise das Gegenteil, Krankheit, Schmerzen, Schwäche, Unglück erreichen." Adolf Just bemerkt ausdrücklich, daß er Rückkehr zur Natur nicht als eine Weltflucht betrachte. Man solle dadurch nicht unter Menschen besonders auffallen, sich bei seiner naturgemäßen Lebensweise nicht besser dünken als andere Menschen. Vor allem solle man bei seiner naturgemäßen Lebensweise nicht die Rücksichtnahme auf andere Menschen außer acht lassen. Es solle die Sache nicht zum Streitpunkt mit den Mitmenschen, in der Familie usw. gemacht werden.

Einfacher ausgedrückt: Jeder hat das Recht, seine eigenen Fehler machen zu dürfen. Ich selbst gebe ebenfalls nur Auskunft, wenn man mich nach den Möglichkeiten der Naturmedizin befragt. Nie überstülpe ich jemanden mit meinem Wissen. Ich habe ja auch einen langen Weg des Leidens hinter mir, bis ich gefunden habe, auf welchem Wege ich geheilt werden konnte.

Adolf Just machte sich viele Gedanken und schuf so ganz besondere Therapiemöglichkeiten. Ihm war aufgefallen, daß besonders Menschen, die leicht frieren, dies ändern können durch eine ganz erhebliche Vereinfachung der Wasseranwendung. Er stellte eine kleine runde Wanne auf einen etwa 25 cm hohen Bock, so daß nun bei dem Sitzbad die Füße nicht mehr in das Wasser genommen werden konnten. Man schöpft mit bloßen Händen das Wasser an den Unterleib, nicht länger als 2 bis 5 Minuten, dann frottiert man sich mit den bloßen Händen trocken.

Er wies auch auf die Wichtigkeit des Barfußgehens im Freien hin. "Das Barfußgehen soll keine Strenge und keine Askese sein, die man gegen sich ausübt, sondern eine Erhöhung des Lebensgenusses. Das Barfußgehen im nassen Grase, auf feuchtem Boden ist besser als auf trockenem Boden. Die nasse Erde leitet am stärksten ab."

Dann beschreibt er ausführlich die Lehmbäder und Lehmumschläge. "Zum größten Nachteil der Menschheit ist, infolge der Naturentfremdung und Zivilisation und infolge des Aufkommens einer gewissen Scheinkultur, neben anderen natürlichen Heilmitteln und Heilweisen, auch die Erde als Naturheilmittel in der Neuzeit zunächst in Vergessenheit geraten, wenn es auch wohl noch Moor und Schlammbäder gab. Es begann leider eine Zeit der Ganzheitsspaltungen."

Auf Seite 38 dieses Buches wird dann erzählt, daß Pastor Felke im Juni 1898 bei Adolf Just im Jungborn gewesen war. Zum ersten Male stieß ich auf dessen Namen in diesem Büchlein. Pastor Felke hatte auch das Buch "Kehr zur Natur zurück" gelesen und wollte einmal sehen, wie die Gedanken von Just in der Kuranstalt in die Tat umgesetzt waren. Nach dem Vorbild des Jungborn hat er dann seine beiden Anstalten in Repelen und Sobernheim a. d. Nahe bauen lassen.

Wieder neue Namen.

Ich wurde immer erregter und vertiefte mich mehr und mehr in Lehm, Heilerde und Jungborn-Ernährung. Ein Wunder geschah abermals, und eines Tages lag auch dieses Buch mit dem Titel: "Die Jungbornernährung" bei mir auf dem Schreibtisch. Ich war überglücklich und schwelgte viele Tage und Wochen in diesem herrlichen Wissen. Schon damals hatten es viele ausprobiert: Sonne, Heilerde, Lehm, Licht und Wasser, richtige Ernährung. Es dauerte nicht lange, da sinnierte ich darüber nach, wie wertvoll es doch für die Menschheit sein müsse, wenn etwas in dieser Form wieder entstehen würde. Ich wußte, daß man damit vielen Krankheiten den Garaus machen kann, wenn man das in der heutigen Zeit anbietet. Vor allen Dingen würden die Menschen endlich aufwachen und nicht mehr die Natur verschandeln. Wer einmal am eigenen Leib erfahren hat, wie man durch diese drei Dinge wieder gesund werden kann, bekommt Ehrfurcht davor.

Dr. Hoffmann ist ja auch schon lange davon überzeugt, möchte sich aber doch immer wieder aufs neue davon überzeugen lassen. Na ja, er ist halt Mediziner! Ein Studierter, wie wir so schön sagen. Ich selbst lebe mehr nach dem Motto: "Ich weiß, das Glauben überlasse ich den Unfähigen!"

So etwas aufzubauen, würde eine riesige Stange Geld kosten, und es bedurfte der richtigen Köpfe, die es dann leiteten. Also mit einem Wort: Ein Ding der Unmöglichkeit für uns beide.

Eigentlich hätte ich aus Erfahrung es schon besser wissen müssen. Der Himmel hilft immer! Während ich noch betrübt an gute alte Zeiten dachte, kam ein neuer Name auf. Dr. Bolland! Ehe ich mich versah, bekam ich sogar die Telefonnummer dieses Arztes in die Hand gedrückt.

"Herrje", dachten wir, "schon wieder eine Adresse, an die wir uns wenden sollen. Schließlich und endlich opfern wir schon fast unsere gesamte Freizeit damit, Wissen zu überprüfen." Natürlich lag die Adresse dieses Arztes nicht vor unserer Haustür. Immer unten irgendwo im Süden! Wir blickten uns an.

"Müssen wir?"

Dr. Hoffmann seufzte und meinte: "Wenn wir tatsächlich ein Heilerdebuch schreiben wollen, dann bleibt uns wohl nichts anderes übrig. Was meinst du?"

Er weiß, ich kann in Euphorie geraten, werde aber dann sehr gründlich. Gehe immer an die Wurzel des Geschehens.

"Kümmere dich darum."

Sich darum kümmern, sieht so aus: Die liebe Gisela muß sich erst einmal mit der Person, die wir aufsuchen wollen, in Verbindung setzen, ihr begreiflich machen, warum wir kommen wollen. Meistens bekommen wir dann auch sofort einen Termin. Damit geht es aber dann erst mal so richtig los. Die von uns aufzusuchende Person gibt einen Termin an, ich rufe dann Dr. Hoffmann an, ob er den Termin einhalten kann. Ist es ein normaler Alltag, dann muß eine Ersatzärztin her, die Dr. Hoffmann vertritt; also muß sie auch Zeit haben. Dann darf ich auch nachsehen, ob ich nicht gerade einen Vortragstermin einhalten muß. Bei ca. 60 Vorträgen im Jahr ist das mitunter gar nicht so einfach. Im Fall "Bolland" meinte es der Himmel so gut mit mir, daß wir alle Zeit hatten!

Das Terminchen stand also bombenfest!

So machten wir uns eines Tages frisch gewaschen auf den Weg nach Sobernheim a. d. Nahe! Nicht ahnend, was uns dort erwartet! Wir waren nur auf "Wissensjagd", mehr nicht.

In Sobernheim angekommen, mußten wir erst einmal erfragen, wo man diesen Lehmdoktor und sein Sanatorium finden konnte. An einer Tankstelle wurde ich strahlend angesehen und gefragt: "Welche Lehmkuhle, pardon, welches Sanatorium wollen Sie denn jetzt finden?"

Ich habe wohl nicht sehr intelligent ausgeschaut, denn das Grinsen des jungen Mannes vertiefte sich ungemein.

"Äh, ich dachte, na ja, ich meinte . . ."

"Junge Frau, Sie können hier an vielen Ecken in Lehm tauchen."

Er wurde direkt detektivisch. Ich hatte das große Glück, daß mir auf der Stelle der Name des Arztes einfiel. Da leuchtete sein Gesicht auf und er meinte: "Warum sagen Sie denn nicht gleich, daß Sie zum Kurhaus Dhonau wollen?"

"Äh, ich will zu Dr. Bolland!" war meine Antwort.

"Fahren Sie nur zu, den finden Sie auch dort", war die lachende Antwort.

An jeder Ecke eine Lehmkuhle! "Na", dachte ich, "das kann ja heiter werden." Doch wir fanden das Kurhaus Dhonau dann sehr schnell. Der herrliche Park im Abendsonnenschein nahm mich sofort gefangen. Es war totenstill, denn es war Abendbrotzeit. Wir betraten ein wunderschönes Haus im Jugendstil. Die Empfangshalle war so bezaubernd und anheimelnd, ein Herdfeuer brannte, und alles war so wunderschön farblich abgestimmt. Es war eine Wonne! Aber auch das Personal war unendlich liebenswürdig. Wir sollten doch gleich nach oben in den Eßraum gehen. Dort würden wir dann auch die Dame des Hauses antreffen, die uns dann bedienen würde.

Dr. Hoffmann und ich blickten uns nur schweigend an. Wir gingen die teppichbelegte alte Holztreppe nach oben und landeten in einem Speisesaal mit Parkettboden, wunderschönen Teppichen und alten, herrlichen Lampen an der Decke.

Herrliche Möbel, weißgedeckte Tische, Porzellanplatzteller, wunderschönes Geschirr, kleine versilberte Entchen als Namensschildchen! Kerzen, Blumen! Wir hatten das Gefühl, bei reichen Verwandten auf Besuch eingetroffen zu sein. Zum größten Teil waren die Tische schon leer, also konnten wir mit den Patienten keinen Kontakt mehr aufnehmen. Jene, die noch dort saßen, befanden sich in der Regel in Trainingsanzügen. "Na ja", dachte ich bei mir, als die Dame des Hauses auf uns zukam: "Wir sind bei reichen Leuten gelandet." Irgendwie erregte das mehr und mehr meinen Unmut. Ich will für einfache Menschen gute Dinge herausfinden! Die Reichen haben meistens genügend Möglichkeiten! Wir wurden recht liebenswürdig aufgenommen. Auch die Zimmer waren sehr gemütlich und geschmackvoll eingerichtet: Eigenes Bad, gemütliche Sitzecke, alles, was man braucht, um sich wohl zu fühlen. Die Häuser lagen verteilt in dem großen herrlichen Park mit den alten Bäumen und den vielen Blumen. Unten floß die Nahe. Berge umsäumten die eine Seite des Parks. Diese gehörten zum Sanatoriumsgelände. Abends wußten wir es noch nicht.

Später lernten wir dann Dr. Bolland kennen und hatten zusammen unser erstes Fachgespräch. Zu meiner grenzenlosen Verblüffung erfuhr ich jetzt, daß Pastor Felke dieses Kurheim seinerzeit mit dem Großvater von Dr. Bolland gegründet hatte. Das war wirklich erstaunlich. Damit hatte ich nun wirklich nicht gerechnet.

Andreas Dhonau, so hieß der Großvater von Dr. Bolland, war seinerzeit ständig krank gewesen, war von 1896 bis 1902 erfolglos in ärztlicher Behandlung und von der Bonner Klinik sogar als hoffnungsloser Fall aufgegeben worden. Dann kam er zu Pastor Felke. Der nahm alles Verbandszeug runter und tat Lehm drauf. Er wurde durch diese Behandlung endlich gesund. In seinem Büchlein schreibt Andreas Dhonau folgendes: "Das hat mir den unerschütterlichen Glauben an die Wahrheit und die Richtigkeit der Pastor-Felke-Heilweise gegeben, und dieser Glaube hat sich durch Erfolge bei zahllosen Kranken in den vergangenen 50 Jahren vollauf bestätigt. Dazu kam mein ernsthaftes Bestreben, ein Leben zu führen, das lebenswert ist, weil es einen wertvollen Inhalt hat. Dieser Inhalt ist Arbeit, und immer wieder Arbeit gewesen, weil ich etwas schaffen wollte, was Bestand hat, auch über mein eigenes Leben hinaus. Dabei denke ich nicht so sehr an materielle als gerade an ideelle Werte. Der Mensch ist nicht auf der Welt, um nur zu leben, sondern um seine Pflicht gegenüber der Mitwelt zu erfüllen und eine ihm bestimmte Aufgabe zu erledigen, sonst wäre das Leben umsonst gelebt."

Pastor Emanuel Felke (1856–1926) war ein Naturheiler von innerer Berufung sowie eine außergewöhnliche Persönlichkeit und Originalität.

Andreas Dhonau und Pastor Felke gründeten also einen "Jungborn". In eingezäunten Luftbadeparks, für Herren und Damen getrennt, wurde nackt in Licht, Luft, Wasser und Lehm gebadet und intensiv zweimal am Tage Gymnastik getrieben. Er hatte eine Reihe von Prozessen durchzustehen, da die wissenschaftliche Medizin ihn wegen seiner eigenwilligen Heilmethoden, und vor allem wegen Anwendung der Irisdiagnose, heftig anfeindete. Doch er ging als Sieger daraus hervor mit einem nun schon legendären Ruf, da viele von ihm geheilte Patienten vor Gericht für ihn ausgesagt und so weite Kreise erst recht von seinen Heilerfolgen erfahren hatten.

Als Leser dieses Buches denken Sie jetzt: Na ja, das war damals, vor dem Krieg. Das ist jetzt alles ganz anders geworden. Ich muß Sie leider enttäuschen. Als ich die Bücher las, die mir Dr. Bolland zur Verfügung stellte, wurde ausführlich beschrieben, welche Schwierigkeiten man mit den Obrigkeiten bekam, als man dieses Sanatorium eröffnen, später auch noch erweitern wollte. Dann mußte ich mir sagen lassen, daß sich darin gar nichts geändert hat. Das kleine Buch könnte neu aufgelegt werden, es bräuchten nur die Jahreszahlen verändert zu werden, und alles ist auf dem neuesten Stand.

Es war schon zu spät und zu dunkel, als daß man noch alles besichtigen konnte. Wir bekamen Dias zu sehen; aber auch die Patientenberichte, die man mir vorlas, befriedigten mich noch nicht. Ich wollte am Menschen selbst eine Erfahrung machen. Nur das zählt letztendlich in meinen Augen.

Wir bekamen sozusagen freie Hand und sollten uns am nächsten Tage gründlich informieren und könnten auch jederzeit noch ein Fachgespräch mit Dr. Bolland bekommen. Es läge also alles ganz bei uns.

Frau Bolland schlug mir dann vor, am nächsten Morgen mit den Frauen zusammen, die sie jeden Morgen anführe, ein Sitzreibebad mitzumachen. Es ist eine tolle Sache. Davon hatte ich schon viel in alten Büchern gelesen. Ich sagte trotzdem ab, da ich meinen Körper kenne. Nach der Chemo spielt er sehr gerne verrückt, wenn ich ihn plötzlich mit neuen Dingen konfrontiere; dann tritt bei mir erst eine Erstverschlimmerung auf, und wir mußten ja am übernächsten Tag wieder heimreisen.

Dr. Hoffmann wurde jetzt von seinem Kollegen aufgefordert, am Morgen mit auf den Berg zu kommen. Dort würden die Männer ihr Sitzreibebad nehmen. Es sei sehr toll.

Ich wiederum entschied mich für Tautreten. Das tat ich ja auch schon daheim.

Am nächsten Morgen ging es also ziemlich früh los. Ich spazierte ganz allein über die schönen weiten Rasenflächen unter den alten Bäumen dahin. Es war herrlich! Oben auf dem Berg befanden sich die Männer und unten in einem abgegrenzten Gebiet die Frauen beim Sitzreibebad. Die Gefühle von Dr. Hoffmann kann ich hier nicht beschreiben, die er dabei hatte: Frisch aus dem warmen Bett raus, auf den Berg und dann nackend ins kalte Wasser rein, dann Frühsport. Vielleicht äußert er sich persönlich noch dazu. Jedenfalls traf ich später eine Frauengruppe auf einer Terrasse. Die Frauen sahen frisch und fröhlich aus und sangen aus voller Kehle Volkslieder. Ich machte eifrig mit und fühlte mich pudelwohl. Es war wie eine große, herzliche Familie. Wie glücklich sie alle wirkten! Ich war baff und erstaunt und trank auch eifrig den Tee, der dann angeboten wurde. Wieder befanden sich alle in Trainingsanzügen. Ich hatte jetzt meinen ersten Kontakt mit den Kurgästen bekommen. Als man mich vorstellte und sagte, ich würde Fragen stellen, waren sie alle sehr angetan und erzählten sofort los.

Dr. Hoffmann hatte sich nach einem kurzen Waldspaziergang wieder ins Bett verkrochen. Ich ging zum Frühstück. Dort lernte ich dann einen frischen, wirklich gesunden, netten Mann kennen. Er war so um die Fünfzig. Er trug einen Straßenanzug und futterte vergnügt das gesunde Frühstück. Zwei andere Damen saßen am Tisch und fasteten fröhlich vor sich hin.

Ich fragte also besagten Mann aus, und dieser gestand mir jetzt, er sei vor ca. vier Wochen nur zum "Schnuppern" hierherkommen. Er sei krank, grau im Gesicht, zwölf Kilo stärker und ewig auf den Treppen japsend hier angekommen. Ein Freund habe ihm von dieser Kur erzählt.

"Dann bin ich irgendwie doch geblieben. Anfangs dachte ich: Den blöden Quatsch machst du nun wirklich nicht mit.

Morgens das Sitzreibebad und dann ins 'Grab' steigen (damit meinte er das Lehmbad), also nichts für mich. Irgendwie fand ich mich dann doch in der kalten Wanne wieder und krähte aus Leibeskräften Lieder mit", erzählte er schmunzelnd weiter. "Es hat irren Spaß gemacht. Ich weiß auch nicht, warum. Aber gleich am ersten Tag fühlte ich mich schon irgendwie wohl."

"Und das Grab? Wie war es denn damit?" fragte ich interessiert weiter.

"Also ehrlich, Sie werden es nicht glauben. Da steht man nun vor dieser Grube, natürlich muß man sie selbst zubereiten. Das heißt, es ist frischer Lehm reingekarrt worden, und jetzt muß man ihn mit den Füßen sozusagen weichstampfen. Rundherum sind schon andere Kurgäste im Lehmbad, und die reden jetzt los, wie toll alles ist und so weiter. Ich weiß auch nicht, aber irgendwie wird man 'reingequatscht'. Er grinst selbst über den Ausspruch, nickt dann mit dem Kopf und meint: "Verrückt, wirklich verrückt! Aber so ist es gewesen. Lustig! Ich bereue es nicht."

Später erfahre ich dann, daß ich es mit einem gestreßten Manager zu tun gehabt habe. Ich schlendere durch die Parkanlagen und rede mit sehr vielen Gästen. Alle machen einen fröhlichen Eindruck und irgendwie sind sie alle immer beschäftigt. Es bleibt nämlich jedem selber überlassen, wie oft er seine Anwendungen macht.

Wenig später treffe ich den Manager noch einmal und frage: "Heute ist also Schluß? Heute fahren Sie also gesund heim?"

"Das kann man wohl sagen. Meine Kollegen werden sich wundern. Ich werde Reklame machen, denn es ist wirklich eine feine Sache. Bin ich nicht ein lebendes Beispiel?"

"O ja, das sind Sie wirklich. Sie sehen einfach gut aus!"

In diesem Augenblick taucht auch Dr. Hoffmann bei uns

auf. Er hat es sich doch überlegt und will das Frühstück nicht versäumen. Wir leisten ihm Gesellschaft. Auch er muß zugeben, daß der Manager eine hervorragende Haut bekommen hat. Er sieht direkt gesund aus! Rosig und straff ist das Gesicht. Die Augen sprühen nur so vor Lebenslust. Sein Humor kommt wieder zum Vorschein.

“Bevor ich wegfahre, muß ich noch eine ‘heilige’ Handlung vornehmen.”

“Ach ja? Hängt das mit dieser Kur zusammen?”

“Ja, natürlich. Wer wegfährt, verabschiedet sich von ‘seiner’ Lehmgrube mit einem kleinen Blumenkranz. Schließlich war man vier Wochen gut Freund.”

“Das ist wirklich eine nette Geste.”

Später beim Rundgang sehe ich dann mehrere “Kränze” auf den Lehmgruben liegen. Dr. Bolland sah meinen amüsierten Blick, lachte leise und meinte: “Für die Gäste ist das ein hübscher Abschied. Für uns ist das dann das Signal, daß diese Grube ausgeräumt werden muß. Der Angestellte holt die verbrauchte Lehmerde heraus und gibt frischen Lehm hinein.”

Dann werden wir noch weiter herumgeführt. Unter anderem sehen wir auch die kleinen Holzhäuser oben im Wald.

“Für Individualisten”, meint Dr. Bolland. “Man reißt sich darum, hier wohnen zu dürfen.”

Wir schauen uns ein Häuschen an. Wie alles, sind sie sehr hübsch und gemütlich eingerichtet.

“Ich möchte noch zehn solcher Häuser hier oben am Hang bauen. Platz wäre genug vorhanden. Doch leider erhalten wir noch nicht die Genehmigung von der Stadt.”

“Das soll einer verstehen”, denken Dr. Hoffmann und ich verdutzt. “Sie wären der Landschaft angepaßt, keiner würde dadurch gestört. Der Kurbetrieb könnte dadurch vergrößert werden." Warum das so ist mit der Ablehnung, das hat man bis jetzt noch nicht ergründen können.

Auch der Antrag, auf einer Lichtung eine Pyramide aus Holz zu erbauen, wurde noch nicht genehmigt. Diese soll für bestimmte Meditationen benutzt werden.

Mit den Jahren habe ich gelernt, alles, was keine Nebenwirkungen hervorbringt, aber irgendwie "gewöhnlich" ist, wird in unserem Staat verhindert. Es ist schon seltsam.

Für mich ist es jetzt schon beschlossene Sache, daß ich mir vornehme, möglichst vielen Patienten von dieser Einrichtung zu erzählen. Hier könnten sie sich wirklich sehr gut erholen und auftanken. Hier wird all das geboten, was wir auch vertreten. Es ist ein ganz anderer Kurbetrieb als in den üblichen Kurorten.

Später fahren wir dann ein wenig mit dem Auto in der Gegend herum. Dieses Fleckchen Erde war mir bis jetzt noch unbekannt gewesen, und wir sind einfach entzückt von den vielen sanften Hügeln und einmaligen Tälerausblicken.

"Alles scheint irgendwie richtig zu passen", denke ich bei mir. So viel Schönheit auf einmal! Ja, hier kann man sich wirklich erholen und rückt dem Himmel ein Stückchen näher.

In Münster wieder angekommen, sichte ich das Material durch, was ich mir mitgenommen habe. Darunter sind viele Fachbücher. Die müssen gelesen werden. Das erfordert sehr viel Zeit, und am Ende frage ich mich: Wieso gibt es nur ein Kurhaus, das diesen Anforderungen entspricht?

Ich frage nach und erfahre, daß noch ein weiteres Kurbad am Ort ebenfalls so geführt wird.

Für uns heißt das also wieder, sich nochmals auf die Strümpfe machen und auch dieses Kurhaus besichtigen. Wir empfehlen ja nur Dinge und Personen, die wir persönlich kennen. Darüber vergehen aber dann auch noch Monate.

Eines Tages haben wir den Auftrag, in Dachau einen Vortrag zu halten. Was hält uns davon ab, anschließend an Sobernheim vorbeizufahren? Schon die Landschaft zieht uns an. Diesmal fahren wir also von einer anderen Seite in das kleine Städtchen herein. Immer noch sind wir begeistert.

Diesmal gilt unser Besuch dem Kurhaus Menschel! Wir kommen auf einem Samstag gegen Abend an. Frau Dr. Thea Menschel empfängt uns. Und was mich dann noch ganz besonders erfreut, ist, daß sie uns ihren Vater Alfons Menschel vorstellt. Er ist zweiundneunzig Jahre alt und erzählt uns, daß er selbst noch bei Felke gelernt habe.

So schließt sich also wieder der Kreis.

Wieder werden wir zuerst vom herrlichen Park und der ganzen Umgebung eingesogen. Wieder sind es herrliche alte Gebäude, in denen man lebt. Besonders hat es mir hier auch das sonnendurchflutete Speisezimmer mit den weiten Fensterflügeltüren angetan. Von meinem Platz aus kann ich eine weite Rasenfläche mit vielen Schlüssel- und Dotterblumen ausmachen. Wieder treffe ich auf sehr reizende Menschen. Irgendwie scheinen sie sich alle ähnlich zu sein. "Ja", sage ich mir nach einer Zeit, "man muß gleichen Geistes sein, um hier leben zu können."

1928 wurde das Haus also vom Vater eröffnet. Eine lange, schöne Tradition. Das findet man nicht überall. Also, sage ich mir, müssen die Therapiemöglichkeiten (Therapie kommt aus dem Griechischen = therapeua = jemanden auf seinem Weg Beistand leisten, hier trifft das voll zu) auch gut durchdacht sein. Man hat an alles gedacht. Man zieht selbst Obst und Gemüse aus biologischen Gartenanlagen, sozusagen frisch auf den Tisch.

Wieder sehen wir die Lehmbäder, die Reibesitzwannen. Wir sehen auch unten im Keller viele Therapieräume. Die Darmsanierung wird hier auch ganz großgeschrieben. Aus Erfahrung weiß ich ja mittlerweile, wie wichtig es ist, daß man seinen Darm saniert. Ein schönes Schwimmbad im Haus gehört auch zur Anlage. Das, und auch die Darmsanierungsanlage, haben wir ja schon im Dhonau-Kurhaus gesehen.

Frau Dr. Menschel ist es nicht müde, uns überall herumzuführen und alles zu erklären. Wir stehen auch auf der Sonnenwiese. Ein herrlicher Ausblick auf die weite hügelige Landschaft! Jeder Gast hat seine eigene Liege und sein eigenes Ruhebett nach den Packungen. Auch hier treffen wir auf Menschen, die zufrieden sind und nicht von Langeweile geplagt werden, die sich einfach mögen! Auch hier haben wir das Gefühl, als handele es sich um eine große Familie. Niemand wird hier ausgeschlossen. Allein bleiben ist gar nicht drin. Auch hier stellt man sich individuell auf jeden Patienten ein. Sie werden alle sorgfältig überwacht. Schließlich ist Frau Dr. Menschel rund um die Uhr anwesend. Wir mögen sie auf Anhieb wirklich gerne leiden. Sie hat etwas so Gewinnendes an sich. Sicher kann sie gut zuhören.

Ich finde es einfach großartig, was hier ein paar Menschen in der Stille tun, obschon sie auch Kämpfe durchstehen müssen. So ein Haus muß sich ja tragen, und da ist es eigentlich schade, daß man ihnen per Krankenkasse so viele Steine in den Weg legt. Man hat mir gesagt: Der Patient muß es wirklich wollen und sich nicht von seiner Kasse abspeisen lassen. In der Regel wollen die Krankenkassen zuerst ihre eigenen Häuser belegen. Erst dann dürfen andere Ansprüche gestellt werden. Ich finde aber: Besonders wenn man schwer erkrankt ist, hat man ein Anrecht darauf, dorthin fahren zu dürfen, wo man wirklich an Leib und Seele gesunden kann. Die Seele kommt hier wirklich nicht zu kurz. Über gute Vorträge und Musikabende kann man sich weiterbilden.

Den Herrn des Hauses Menschel lernen wir diesmal nicht kennen. Er wandert im Augenblick mit den Patienten. "Jeden Samstag", wird uns versichert, "steht das auf dem Tagesplan." Aber auch Backen und neues Kochen kann man hier lernen.

Zum Abschied erhalten wir dann zwei Bücher geschenkt, eines von Lehmpastor Emanuel Felke. Sein Leben, zusammengestellt von Waldemar Kramer, mit sehr vielen Bildern, ist eine kleine Rarität. Selbst die alte Luftbaderegel nach Felke ist abgedruckt. Punkt 16 finde ich besonders hübsch. Da steht wörtlich: "Wer gegen die Parkordnung verstößt, wird von der Sprechstunde ausgeschlossen."

Dann gibt es auch eine Menge lustiger Aussprüche von Pastor Felke, liebevoll gesammelt: "Wir leben nicht von dem Stoff, den wir essen, auch nicht von der Menge, die wir in den Mund stecken, sondern von dem, was der Magen daraus macht und was wir davon verdauen."

"Bekommt ein Bau Risse und Sprünge, so nutzt es nichts, wenn ich diese zuschmiere. Ich muß am Fundament beginnen und von Grund auf den ganzen Bau in Ordnung bringen."

Zu einer Frau: "Gib Dir man keine Mühe, überlasse es einem Höheren, an Dir zu schleifen. Er und das Schicksal werden dies schon besorgen. Tue Du nur Gutes an Deinem Nächsten, dann erfüllst Du Gottes Gebote am besten, und mehr will Er ja gar nicht von Dir."

"Unsere Vorfahren hatten schwarzes Brot, weißes Getränk (Milch) und rote Wangen. Heutzutage hat man weißes Brot, schwarzes Getränk (Kaffee) und blasse Wangen."

Das zweite Büchlein ist von Alfons Menschel, dem Vater der

jetzigen Kurärztin, verfaßt. "Ein gesunder Tageslauf in der Felkeschen Lebensweise". Ganz hervorragend finde ich die Turnübungen im Bett beschrieben. Aber auch die Ernährungshinweise für einen Menschen, der gesund bleiben will, sind ausgezeichnet. Ist man schon erkrankt, müssen ja leider ein paar andere Spielregeln eingehalten werden. Ich kann diese beiden Bücher nur wärmsten empfehlen.

Noch ein wenig Geschichte: 1916 siedelte er nach Sobernheim über. Als "Lehmpastor" war er inzwischen im Rheinland und darüber hinaus im ganzen Reich und auch im Ausland berühmt geworden. Wohl hatte er eine Reihe von Prozessen durchstehen müssen, da die wissenschaftliche Medizin ihn wegen seiner eigenwilligen Heilmethoden, und vor allem wegen Anwendung der Irisdiagnose, heftig anfeindete. Doch er ging als Sieger daraus hervor mit einem nun schon legendären Ruf, da viele von ihm geheilte Patienten vor Gericht für ihn ausgesagt und so weite Kreise erst recht von seinen Heilerfolgen erfahren hatten.

Auch früher hat schon die Gegenseite oft ein Eigentor geschossen. Wie ich jetzt nachlesen konnte.

Bei dem Lehmpastor herrschte immer ein heiterer, ganz unbürokratischer menschlicher Ton. Zuerst wohnte er in einem Hotel. Die Patienten warteten in der Gaststube und wurden von der Wirtin eingeteilt. So zwanglos kann es auch gehen.

Das Lehmbad wurde zum bekanntesten Charakteristikum seiner Behandlungsmethode und bildete mit dem von ihm modifizierten Sitzreibebad sowie den Licht- und Luftbehandlungen die Grundlage seiner komplexen physikalischen Therapie. Erst in der letzten Zeit wurde versucht, die physiologische Wirkung des Lehmbades auf den menschlichen Organismus zunächst isoliert zu untersuchen. Hierzu war es notwendig, die Substanz als solche einer näheren Betrachtung zu unterziehen.

Bei der chemischen Analyse findet man als Hauptanteil Silizium in Form von Quarz (SiO_2) als gröberen Gemengebestandteil und Silikate (Salze der Kieselsäure), insbesondere in Form feinteiliger Tonmineralien als Kaolinit und Montmorillonit. Ferner Glimmer, Talk, Clorit, Augit, Hornblende und Olivin. Häufig kommen kohlensaurer Kalk (Kalkspat) und Dolomit (Doppelsalz von Kalziumkarbonat und Magnesiumkarbonat) vor. Eisen liegt immer in Form von Eisenoxiden und Eisenoxidhydraten vor, welche je nach Menge, Oxidationsgrad und Wassergehalt die Färbung des Lehmes von gelb bis braunrot bewirken. Auch der Mangangehalt trägt je nach Menge zur Farbvertiefung bei. Neben Aluminium-Verbindungen in Form von Hydroxiden findet man regelmäßig auch Anteile von Humusstoffen sowie eine Reihe von seltenen Mineralien wie Magnetit, Zirkon, Titanit und, je nach Fundort, Spuren von Thorium.

Eine chemische Analyse ergab folgende Begleitstoffe:

Nitrat (NO_3)	2,8 mg%
Kupfer (Cu)	6,7 ppm
Bor (B)	0,006 ppm
Mangan (Mn)	7,2 mg%
Magnesium (Mg)	12,4 mg%
Phosphorsäure (H_3PO_4)	2,2 mg%
Kalk ($CaCO_3$)	5,2 mg%
Kalium	5,0 mg%
Humus	0,27 mg%

So kann die Wissenschaft einen einfachen Vorgang verkomplizieren. Aber Sie, lieber Leser, können daraus auch wieder ersehen, daß wissenschaftliche Untersuchungen vorliegen. Es ist kein Humbug oder eine Angelegenheit für "Spinnerte".

Das Lehmbad, nach der Originalvorschrift Felkes als Halbbad im Freien appliziert, stellt eine spezifische Kaltanwendung dar, welche durch die Badedauer dosierbar ist. Für den oft temperaturempfindlichen Menschen der heutigen Zeit und bei bestimmten Indikationen sind temperierte Lehmbäder in erwärmten Badehallen möglich und somit auch unabhängig von der Jahreszeit zu verordnen.

In beiden Kurhäusern konnte ich mich davon überzeugen, daß man auch erwärmte Lehmbäder zu sich nehmen kann.

Als Abschluß des Lehmbades wird zur Wiederherstellung des Säuremantels die Haut mit Essig abgerieben. So schreibt es Felke vor. Heute könnte man es auch mit Brottrunk tun, dieser besteht nämlich aus lebender Milchsäure.

Da sich der Patient fast den ganzen Tag in den Badeparks aufhält, ergibt sich eine besonders intensive Wirkung der Badekur, ganz abgesehen von dem psychologischen Effekt, denn Rang und Titel sind, sobald die Kleiderhüllen fallen, ausgelöscht. So ist der Generaldirektor nicht von dem Werkmeister zu unterscheiden. Man ist eben nur noch Mensch.

In dem Buch "Die Felke Kur", Verlag Waldemar Kramer, Frankfurt, befinden sich ausgezeichnete Studien, z. B. über die "Beeinflussung des Blutzuckerspiegels durch das Lehmbad", von Th. Menschel und Dr. Hans Wilhelm Nill. "Erfolgsbeurteilung der Felke-Kur durch Messung der Leistungspulsfrequenz von Dr. med. Helde Dhonau und "Das Blutdruckverhalten während des Lehmbades" von Dr. med. Günter Schlau. "Messung des Augeninnendruckes vor und während des

Lehmbades" von Dr. Thea Menschel.

Wenn ich all dies hier erwähne, dann nur, damit Sie, lieber Leser, eine Handhabe haben, falls man Ihnen "beweisen" will, daß die Felkekur nichts sei, d. h. nicht überprüfbar sei, daß sie Erfolge bringt. Wer über eine Sache negativ redet, ohne sich vorher damit zu befassen, ist dumm. Der verdient in der Regel mit anderen angepriesenen Dingen. Achten Sie mal darauf, wer etwas verteufelt, der verdient immer mit den Produkten, die man anschließend empfiehlt. Sollte Ihr Arzt, also ziemlich negativ auf eine Felkekur zu sprechen kommen, bitten Sie ihn doch höflich, er möge Ihnen ausführlich die Warums erklären. Er muß es tun, denn wenn man etwas verteufelt, muß man einen Grund haben. Z. B. verteufele ich Schweinefleisch! Ich habe mich erst gründlich erkundigt und herausgefunden, wie schädlich es ist, erst dann kann ich es abwerten. Niemals vorher. Wenn er Ihnen dann keine erschöpfende Auskunft gibt, was er natürlich nicht kann, da er über diese Kuren gar nichts weiß, fragen Sie doch mal höflich zurück, warum er so negativ eingestellt sei. Sie hätten sich erkundigt, und jetzt können Sie mit Ihrem Wissen herausrücken und ihn so nebenbei auf die angegebene Literatur aufmerksam machen.

Das Unternehmen Natur ist schon viele Millionen Jahre alt und hat noch nie Pleite gemacht.

Ich für meinen Teil kann nur immer wieder sagen, wer gesund werden will, oder wer seine Gesundheit erhalten will, der soll sich einmal jährlich zu der großen Schar von Lehmbrüdern und -schwestern gesellen. Wer einmal dort war, kommt immer wieder. Aber ich erfahre auch ständig, daß man über diese Sache fast nichts weiß. Auf Vorträgen, wenn ich nach einer guten Nachsorgekur für Krebspatienten gefragt werde, und diese Kuren vorstelle, dann muß ich immer weit ausholen und sie gründlich erklären.

Sollten Sie, lieber Leser, also einen Krebspatienten kennen, dann erzählen Sie von dieser Kur. Er wird es Ihnen danken!

Patientenberichte über die Felkekur

Herr J. B. aus Cannes schreibt:

“Ich kam Anfang der 50er Jahre mit einer schweren chronischen Dickdarmentzündung (Colitis ulcerosa) ins Felkebad Diez a. d. Lahn. Ich hatte bis dahin von Felke nichts gehört, während mir Kneipp ein Begriff war, weil seine Werke ins Französische übersetzt sind.

Die Colitis ulcerosa hatte ich schon seit den Kriegsjahren und war vergeblich von verschiedenen Ärzten behandelt worden. Durch die ständigen, oft blutigen Durchfälle war ich untergewichtig und hochgradig erschöpft und fror ständig. Als ich in Diez ankam, hatte ich zu meinen Leibschmerzen auch noch einen tüchtigen Schnupfen. Trotzdem entschloß ich mich, in eine Lehmgrube zu steigen, die wie eine ganze Reihe anderer im Freien innerhalb einer Rasenfläche ausgehoben und mit kaltem Lehmbrei gefüllt war. Mit sehr gemischten Gefühlen verharrte ich in dem kalten Lehm eine ganze Stunde. Zuweilen hatte ich den Eindruck, man werde mich nicht mehr ganz lebend da herausziehen. Als ich mich nach einer Stunde herausarbeitete und den Lehm abstreifte, stellte ich mit Erstaunen fest, daß nicht nur meine Leibschmerzen verschwunden waren, sondern zugleich mein Schnupfen. Ich beschloß deshalb, diese Lehmkur in aller Strenge weiterzuführen, 2 Lehmbäder von 1 Stunde Dauer pro Tag, und zwar bei jeder Witterung.

Was mich am meisten bei dieser Kur erstaunte, war, daß ich, obwohl ich an manchen Tagen erbärmlich während des Lehmbades fror, trotzdem tgl. ca. 100 Gramm an Gewicht zunahm. Dabei war mir die grobe Kost im Kurheim damals gar nicht gut bekommen.

Nach meinem guten Kurerfolg im ersten Jahre habe ich diese Kuren in den nächsten Sommern wiederholt und bin mein schweres Dickdarmleiden vollkommen losgeworden.

In den letzten 25 Jahren bin ich regelmäßig zum Kuren im Felke-Kurhaus Menschel in Meddersheim gewesen, und immer waren es die Lehmbäder, die mir ganz besonders gutgetan haben. Ich fühle mich nach jedem Bad voll neuer Kraft und Energie und nehme während der Kur einige Kilogramm an Gewicht zu, was für mich erfreulich ist, da ich zu Untergewicht neige."

Herr Kapitän E. Sch. aus Hamburg schreibt:

"Im Kriegsjahr 1915 erlitt mein Vater im Felde eine Schußverletzung des rechten Unterschenkels durch ein Dumdumgeschoß. Dabei wurden Schienbein und Wadenbein vollkommen zerschmettert, gleichzeitig die Wadenmuskulatur, so daß der Fuß nur noch an einigen Sehnen hing. Während der 1½jährigen Behandlung in mehreren Lazaretten wurde immer wieder die Amputation erwogen, da der Heilungsprozeß äußerst erschwert war und mein Vater sehr leiden mußte. Doch mein Vater wehrte sich mit Händen und Füßen gegen die Amputation. Bei der Entlassung nach Hause waren

Schienbein und Wadenbein mit 2 cm Verkürzung wieder zusammengewachsen, doch es blieben tiefe Fleischwunden, die eiterten und die große Schmerzen verursachten.

In der Zeit von 1917–1930 mußte mein Vater deswegen achtmal an dem verletzten Bein operiert werden. Trotz aller ärztlicher Bemühungen, im ganzen hatte mein Vater 40 berühmte Ärzte und Professoren in Berlin konsultiert, blieb eine etwa handflächengroße kraterartige Fleischwunde auf der Innenseite des Unterschenkels zurück, die eiterte und viel Schmerzen machte. Mein Bruder und ich mußten neben meiner Mutter tgl. mehrmals diese Wunde verbinden. Sie sah aus wie Blutwurst mit weißen Speckstücken und der ganze Unterschenkel vom Knie bis zum Fuß hatte eine schwärzliche Farbe.

Im Jahre 1930, mein Vater war gerade wieder in der Sprechstunde eines angesehenen Professors in Berlin gewesen, nannte ihm ein Bekannter den Namen eines Naturheilarztes, zu dem sich mein Vater sofort bringen ließ.

Dieser Arzt sagte wörtlich: 'Da hilft nichts als Lehm. Sie leben doch auf dem Lande, Sie sehen doch, wie ein Bauer sich hilft, wenn eine Kuh in den Stacheldraht getreten ist oder eine Entzündung am Euter hat. Er tut weiter nichts, er schmiert Lehm auf die Wunde. Also holen Sie in einer Ziegelei mehrere Eimer Lehm und machen Sie mehrmals tgl. Lehmbreiumschläge. Zwischen Wunde und Lehm eine dünne Wundgaze, 2 Stunden drauflassen, abnehmen und wieder frischen Lehmbrei drauf, mindestens dreimal tgl. Und fressen Sie nicht so viel Fleisch, vor allem kein Schweinefleisch, aber viel Obst und Gemüse.'

Ich erinnere mich noch gut, wie die ganze Familie gespannt bei der Prozedur zugegen war und das Gesicht meines Vaters auffallend zufriedener wurde. Beim Abnehmen der Lehmauflage hing der schmutzige Eiter an der Gaze. Die Wunde reinigte sich in den nächsten Tagen sichtlich, die schwarzen Ränder wurden heller und allmählich frisch rot, der üble Geruch ließ nach und vor allem die furchtbaren Schmerzen.

Innerhalb von 3 Monaten heilte die Wunde bis auf ein pfennigstückgroßes Loch zu, das sich nach mehreren Wochen auch geschlossen hat.

Zu meiner Person:

Ich bin mit Krampfadern erblich belastet. Als junger Kapitän hatte ich eine schwere Thrombose, verließ ein New Yorker Krankenhaus auf eigene Gefahr, da ich mein Schiff nicht im Stich lassen wollte. Habe aber immer Schwierigkeiten gehabt, dicke schwere Beine, Hitze in den Waden und Stau. Durch die Dauerbewegung des Schiffes, besonders in den Tropen, wurden die Beine immer stark beansprucht.

Erhebliche Erleichterung bekam ich erst, als ich in Meddersheim, Kurhaus Menschel, mit Lehmbaden begonnen habe. Nach wenigen Bädern merkte ich Entspannung und Entlastung der Beine und des ganzen Körpers. Der gesamte Körper wurde entschlackt und die Blutzirkulation gefördert. Die Entzündung in der Umgebung der Venen, das Jucken, die Verhärtungen gingen zurück.

Gleichzeitig habe ich die Ernährung umgestellt und seitdem mehr Früchte und Gemüse und weniger Fleisch gegessen.

Ich habe inzwischen sicherlich fast 30 Lehmkuren gemacht, dadurch erhole ich mich im ganzen immer schnell und vor allem tut es meinen Beinen sehr gut."

Heilpraktiker Alfons Menschel, 92 Jahre alt, schreibt:

"Eine etwa 40jährige Patientin kam in meine Praxis und zeigte mir ihren Zeigefinger, der über dem Grundgelenk eine alte Eiterwunde hatte, der ganze Finger war kolbenförmig aufgetrieben. Die Patientin erzählte mir, daß sie wegen dieses Fingers schon mehrere Monate von ihrem Arzt behandelt worden sei, es solle eine tuberkulöse Gelenkentzündung sein und ihr Arzt bedrängt sie, den Finger amputieren zu lassen.

Neben der Einnahme homöopathischer Mittel verordnete ich mehrmals tgl. Heilerdeumschläge, wobei der Finger und die ganze Hand in einen kühlen Lehmbrei eingepackt werden sollten. Nach Antrocknen des Breies, was im allgemeinen nach $1\frac{1}{2}$ Stunden geschehen ist, wieder neuen Lehm um die Hand legen. Diese Lehmbreiumschläge sollten mehrmals täglich durchgeführt werden. Die Patientin sollte alle 3 Tage mir die Hand zeigen. Beim nächsten und übernächsten Mal berichtete sie, daß der Hausarzt hartnäckig auf Überweisung zum Chirurgen bestehen würde. Ich machte ihr Mut, die Lehmbehandlung weiter durchzuführen. Nach etwa 4 Wochen war der Finger geheilt und damit gerettet, leider auch etwa 2 cm verkürzt und etwas versteift.

Ähnlich gelagerte Fälle habe ich mehrmals während meiner Praxistätigkeit erlebt. Gerade auch phlegmonöse Prozesse heilen mit mehrmals wiederholten Heilerdeauflagen rasch ab. Man läßt den Lehmbrei antrocknen, wobei der Eiter aus dem Gewebe sichtbar herausgezogen wird."

Ein weiterer Fall aus der Praxis aus Meddersheim.

"Dienstag Aufschürfung der rechten Ferse mit ziemlicher Blutung, Hansaplast drauf, Mittwoch alles o. k.

Donnerstag gegen 10.00 Uhr morgens Beginn eines Unwohlgefühls. Von mir als Kreislaufbeschwerden eingestuft. Trotzdem Abreise zu einem Kongreß. Allerdings verlief die Bahnreise schon unangenehm und bei Ankunft wurde mir gleich ein Zimmer zugewiesen und ich legte mich zu Bett. Freitags hohes Fieber, über 39. Von mir als beginnende Grippe eingestuft; in der Apotheke war nur reines Aspirin zu erhalten. Gegen Mittag entdeckte ich dann ein total rotes rechtes Bein, denke an Thrombose, die ich $1^1/_2$ Jahre vorher schon einmal hatte, woran mich die Symptome sofort erinnerten.

Samstag fuhr ich nach Köln zurück, versuchte dort einen mir bekannten Arzt zu erreichen. Aber er war verreist. Daraufhin Selbsthilfe: Jede Stunde abwechselnd einen Lehmumschlag sowie Calendula-Salbenumschlag. Ausschlag und Rötung nehmen ab. Fieber geht zurück.

Sonntags kann ich durch eine Freundin einen Termin bei dem Arzt, der mir die Krampfadern operierte, erhalten, immer noch unter der Annahme, daß es sich um eine Thrombose handelt.

Montags ist an dem Bein bis auf 2 Flecken (fünfmarkstückgroß) nichts mehr zu sehen. Der Arzt wirft einen Blick auf das Bein und fragt: 'Wo ist die Wunde; Sie haben ein Erysipel (Wundrose).' Gibt mir Puder für die zwei restlichen Stellen mit. Auf meine Frage, was er mir am Samstag verordnet hätte, erklärte er: 'Antibiotika.'"

Dr. Gudrun L. aus Köln schreibt:

"Der Umgang mit Lehm war in unserer Familie eine Selbstverständlichkeit, seit meine Eltern in Sobernheim gekurt hatten und ich selbst als junges Mädchen einige Male dabei war. Jede Entzündung, Schwellung, Verstauchung wurde mit Lehmauflagen behandelt."

Frau Elis R. aus Nürnberg schreibt:

"Bei einem Gespräch mit meiner Freundin kamen wir auf

die Rede vom Kurhaus Menschel in Meddersheim. Sie erzählte mir von einer Bekannten, die bereits im Kurhaus Menschel 14 Tage verbracht hatte. Sie war besonders angetan von dem Lehm. So fragte mich meine Freundin, ob ich nicht Lust hätte, mit ihr 8 Tage hinzufahren, um selbst diese Erfahrung zu machen.

Ich war schon am 1. Tag der Ankunft berührt von der guten und harmonischen Atmosphäre insgesamt.

Meine Erfahrung während dieser 8 Tage mit den Lehmbädern ist folgende: Es war eine wunderbare Begegnung, wieder mit der Erde so tief in Berührung zu kommen, und ich fühlte meinen Körper mit Lehm als Einheit. Mein Wohlbefinden steigerte sich immer mehr, ich fühlte eine solche Leichtigkeit in meinem Körper. Die Körperwärme wurde intensiver. Nach einigen Operationen, die ich bereits hinter mir habe, bin ich in meiner Bewegung sehr eingeschränkt. Die Beweglichkeit hat sich durch das Lehmbaden sehr gebessert.

1990. Nun bin ich mit meiner Freundin das 2. Mal hier. Als ich am ersten Tag nach dem Lehmbad einen Spaziergang unternahm, war ich plötzlich innerlich so bewegt, daß ich einen Hochsprung machte, und ich hatte das Gefühl, als ob eine Last von einem Zentner von meinem Körper weggegangen ist. Es ist ein sehr angenehmes Empfinden im Körper, das sich in einem wohltuenden Prickeln äußert.

Meine Krampfadern sind innerhalb 1 Woche gebessert, beide Beine sind sehr leicht geworden.

Ich kann der Menschheit nur empfehlen, selbst dahin zu fahren und diese Erfahrung an ihrem eigenen Körper zu erleben."

Alte Informationen über Lehmbehandlungen neu entdeckt

Wir wollten dieses Buch schon abschließen und dem Verleger übergeben, da erhielt ich von einer guten Freundin alte Zeitschriften geliehen. “Der Naturarzt”. Diese Zeitungen erschienen schon um 1910, also vor 80 Jahren. Kann man von diesem Wissen tatsächlich noch profitieren? Sind wir nicht alle so eingestellt, als würde nur unser heutiges Wissen richtig und gut sein? In diesem Buch haben Sie ja schon vieles aus alter Zeit nachlesen können.

Wenn ich trotzdem diese Berichte bringe, dann nur, weil man nur die Jahreszahl auswechseln müßte, und schon könnte dieser Bericht in jeder guten Naturzeitung erscheinen. Interessant ist er auch schon deswegen, weil er von einem Arzt geschrieben wurde.

Als Überschrift über den ersten Beitrag dieser Zeitung steht folgender Spruch geschrieben:

“Tätigkeit und Arbeit sind eine starke Wehr gegen die Macht des Todes; sie bilden ein wesentliches Moment zur Erhaltung der Lebenskraft und zur Verlängerung des Lebens.” Von A. V. Lindheim.

Zur Lehmbehandlung schreibt Dr. med. Fr. Schönenberger, Berlin.

“Die Verwendung von Lehm und Ton bei der Behandlung kranker Menschen ist uralt; insbesondere bei Schlangenbissen, Vergiftungen und Wunden spielte die Lehmbehandlung immer eine große Rolle. Trotz der unbestritten großen Erfolge aber kam sie doch allmählich fast ganz in Vergessenheit. Man hatte eben ein Allheilmittel in ihr gesehen, wendete Lehm bei allen möglichen Leiden, also auch in ganz ungeeigneten Fällen an, und daher blieben Enttäuschungen und Mißerfolge nicht aus. Dazu traten später die Fortschritte der chemischen Industrie, die den Markt mit Mitteln aller Art überschwemmte. So ist der Gegenwart ein Verfahren fast unbekannt geblieben, das viel Segen gestiftet hat und stiften muß.

Die äußerliche Anwendung von Lehm ist in neuerer Zeit insbesondere von einzelnen heilkundigen Laien erprobt und geübt worden; aber das Verdienst, den Lehm auch als inneres Heilmittel zu Ehren gebracht zu haben, gebührt dem Landgerichtsarzt Professor Dr. G. Stumpf in Würzburg, der seit länger als zwei Jahrzehnten mit außerordentlichem Scharfsinn, unermüdlicher Ausdauer und großen persönlichen Opfern die Wirkungen der Lehmbehandlung an sich und am Krankenbette studierte. Wie er dazu kam, wie er den Lehm anwendet und sich seine Wirkungen erklärt, schildert Prof. St. in dem nicht genug zu empfehlenden, ebenso geistreich wie anziehend geschriebenen Buch: "Über ein zuverlässiges Heilverfahren bei der asiatischen Cholera sowie bei schweren infektiösen Brechdurchfällen und über die Bedeutung des Bolus bei der Behandlung gewisser Bakterienkrankheiten" (nicht mehr erhältlich). Das Werk ist zwar für medizinische Kreise berechnet, muß aber auch auf Laien überzeugend wirken.

Professor Stumpf verwendet den Lehm in Form von pulverisiertem Ton (Bolus alba). Seine Wirkung erklärt er auf folgende Weise:

Die Ton- und Lehmschichten der Erde haben die Eigentümlichkeit, die Zersetzung organischer, d. h. aus dem Pflanzen- und Tierreich stammender Stoffe zu hemmen, weil jene Kleinlebewesen (Bakterien), die diese Zersetzung bewirken, im Lehm keine geeignete Nahrung, keinen "Nährboden", wie man sich ausdrückt, finden, mithin nicht wachsen und sich vermehren können. Im Lehm hört jeder Stoffumsatz auf, und damit erlischt auch das organische Leben, wie eine Flamme erlischt, wenn das Brennmaterial ausgeht. So konnte Prof. Emmerich, der Schüler und Mitarbeiter Pettenkofers, durch Versuche nachweisen, daß sich Typhusbazillen im Lehm nicht entwickeln. Auf dieser "Aushungerung" der Fäulniserreger (Bakterien) beruht die reinigende und desinfizierende (keimtötende) Kraft des Bodens überhaupt. "Der Boden, den wir zu verunreinigen aufhören, reinigt sich selbst", sagt Pettenkofer. Daß man zur Geruchlosmachung und Desinfektion der menschlichen und tierischen Abfallstoffe Erde und Torfmull (Erdklosetts) verwendet, ist bekannt.

Warum nun – sagte sich Stumpf – wollen wir nicht vermittelst des Lehms das im kleinen tun, was der Boden stündlich und täglich im großen bewirkt?

Diese Überlegungen führten St. zunächst dahin, stark übelriechende, eitrige Wunden mit pulverisiertem Ton zu bestreuen. Damit hörte sofort der üble Geruch auf und die Schwellung ließ nach. St. setzte diese Wirkung zunächst auf Rechnung der wasserentziehenden, also austrocknenden Eigenschaft des Lehms; aber bald fand er, daß man mit feuchtem Ton dasselbe erreicht, daß der Erfolg also seiner desinfizierenden, keimtötenden Kraft zuzuschreiben ist. Der Lehm (Ton) besteht aus zahllosen, ungemein feinen Teilchen, aus Partikelchen, die noch viel kleiner als Bakterien sind. Bringt man nun reichlich Ton auf die Wunde, auf die kranke Schleimhaut, in den Magen, den Darm usw., so werden die Bakterien gewissermaßen in eine anorganische, tote Masse eingeschlämmt, in zahlreiche, winzige Lehmteilchen eingebettet, und damit von dem tierischen Gewebe, aus dem sie ihre Nahrung beziehen, isoliert; es erbricht ihnen jetzt gewissermaßen an Futter; sie werden ausgehungert und gehen in kürzester

Zeit zugrunde. Die Wirkung des Lehms ist also eine rein mechanische, und sie wird auch nur dann erreicht, wenn die kranken Teile ganz mit Ton überschüttet, förmlich darin eingebettet werden.

Da Lehm völlig unschädlich ist, so kann man ihn ohne jeden Nachteil und in größeren Mengen auch innerlich nehmen, wie Prof. St. an sich und vielen Patienten bis zur vollen Gewißheit nachgewiesen hat. Auch hierbei ging seine Absicht dahin, die Bakterien einzuschlämmen, sie dadurch von ihrem Nährboden zu trennen, auf diese Weise auszuhungern, und vor allem auch die Aufsaugung der von ihnen erzeugten Gifte zu verhindern. St. verordnete die innere Darreichung von Lehm bei schweren Fällen von Brechdurchfall, bei Cholera, bei Fisch- und Konservenvergiftung, und hatte in allen Fällen glänzende Erfolge. Das heftige Erbrechen, die starken Muskelschmerzen und Krämpfe ließen sofort nach, und selbst in schwersten Fällen trat in wenigen Tagen Heilung ein. Aber, wie gesagt, Voraussetzung ist, daß der Ton innerhalb kürzester Zeit und in möglichst großen Gaben genommen wird. 125 g pulverisierter Ton (Bolus alba) werden in folgender Weise mit dem Wasser gemischt: Man füllt ein Halbliterglas gut bis zur Hälfte mit frischem Wasser, schüttet die ganze Menge Ton hinein, läßt das Pulver ruhig und völlig zu Boden sinken, rührt dann – nicht früher! – mit einem Löffel gut um und läßt nun das Gemisch auf einmal oder wenigstens in möglichst kurzer Zeit trinken. Nach drei Stunden verabreicht man die gleiche Menge. Damit ist die Sache meist erledigt.

Kinder mittleren Alters erhalten 60 g auf ungefähr 150 g Wasser (man mischt also immer 1 Teil Bolus mit etwas mehr als 2 Teilen Wasser), Säuglinge 30 g auf 70–100 g Wasser in der Saugflasche. Je kälter die Flüssigkeit, um so besser nimmt sie sich.

Nun aber eine Hauptsache! Bei Erkrankungen des Magendarmkanals darf der Kranke zunächst nichts zu sich nehmen, ausgenommen etwas frisches Wasser, da die Zufuhr von Milch oder einem anderen (organischen) Nahrungsmittel sofort wieder einen Nährboden für die betreffenden Bakterien schaffen würde. Bei Cholera und Brechdurchfall muß die Enthaltung von jedweder Nahrung mindestens 18 Stunden dauern.

Auf die Lehmbehandlung bei Diphtherie hat Dr. Bachem in Nr. 3 hingewiesen. Bei dieser Krankheit kommt es darauf an, die Rachenpartien durch oft wiederholtes Verschlucken der Lehmlösung mit den Lehmpartikelchen in innige Berührung zu bringen. Man gibt zu dem Zwecke dem Kranken alle 3–5 Minuten einen Tee- oder Kinderlöffel voll zu trinken, und das so lange, bis die Mischung (125 g in 1/4 Liter Wasser) alle ist. So zweimal täglich. Der Erfolg zeigt sich schon nach wenigen Stunden.

Da bei Diphtherie wie bei allen fieberhaften Infektionskrankheiten schon Gift im Blute kreist – sonst fieberte ja der Patient nicht! –, so ergibt sich daraus, daß die Lehmbehandlung unser bisheriges Verfahren (Schwitzen, Packungen usw.) nicht überflüssig macht. Man muß eben alle Schleusen öffnen, um die Gifte so rasch und so ausgiebig wie möglich aus dem Blute zu entfernen.

Über wichtige Gesichtspunkte bei der äußerlichen Behandlung mit Lehm berichtete Herr Dr. Moeser in Nr. 10 des vorigen Jahrganges. Auf die Lehmbehandlung beim "weißen Fluß" habe ich in der Beilage zu Nr. 3 hingewiesen. Auch bei Stinknasen habe ich recht gute Erfolge damit erzielt.

Ich rate dringend, in jedem Haushalt 125 g pulverisierten Ton oder Heilerde in einem gut verkorkten Glasgefäß vorrätig zu halten. Er verdirbt nicht. Bei Vergiftungen kommt es oft auf Minuten an, wenn wirksame Hilfe geleistet werden soll. Und das Unglück schreitet schnell."

Zweiter Artikel aus "Der Naturarzt" Nr. 7 von Juli 1910:

Fast will es scheinen, als sei die frühere Heilkunde erfolgreicher gewesen als die exakte Richtung in der Medizin, deren "exakte Beweise" und "einwandfreies statistisches Material" für die eigentliche Aufgabe des Arztes, zu heilen, herzlich wenig Positives, dafür aber Enttäuschung an allen Ecken und Enden brachten."

Dr. M. Meyer:

Zur Lehmbehandlung von Dr. med. Keller-Hoerschelmann, Zürich.

Warum die so überaus wohltätige Lehmbehandlung in Vergessenheit geraten ist, hat Dr. Schönenberger in Nr. 6 dieser Zeitschrift auseinandergesetzt.

Wie werden manche Gelehrten ihr weises Haupt schütteln, wenn sie hören, daß man mit Lehm oder gar mit Erde behandeln will. "Also sind sie glücklich wieder bei der Dreckmedizin angelangt, in der die Kuhfladen und ähnliche appetitliche Sachen eine große Rolle spielen. Natürlich werden Vergiftungen, Starrkrämpfe, Wundkrämpfe usw. bei Anwendung von so unreinen Dingen nicht lange auf sich warten lassen. Zum mindesten müßte man doch die Erde oder den Lehm tüchtig auskochen."

Ungefähr so urteilte ich noch vor 4 Jahren auch. Aus dem Saulus wurde indes allmählich ein Paulus.

Den ersten Anlaß dazu gab ein Bienenstich an meiner Unterlippe, wenige Minuten vor einem Vortrage in einem Luft- und Sonnenbad. Die Lippe schwoll gleich unter starkem

Hitzegefühl mächtig an. Da riet mir ein Bekannter, doch Erde aufzulegen. Die Wirkung war eine ganz unerwartete, und der Vortrag brauchte nicht hinausgeschoben zu werden. In der Folge habe ich bei ähnlichen Anlässen häufig von diesem Mittel Gebrauch gemacht und immer mit demselben guten Erfolge. Meiner persönlichen Erfahrung nach gibt es bei Insektenstichen nichts Besseres, als sofortige Lehm- oder Erdauflagen.

Natürlich interessierte ich mich jetzt sehr für die Lehmbehandlung und wandte sie zunächst bei Hautausschlägen, bei Schuppenflechte, nässenden und trockenen Ekzemen (Juckflechte) an. Der nasse Lehm wurde im Sonnenbade auf die von der Krankheit befallene Körperhaut in dünner Schicht aufgestrichen, und dann legte sich der Patient an die Sonne. War der Lehm getrocknet, so spülte man ihn unter der Dusche ab und wiederholte die Einreibung, der nach einiger Zeit eine dritte und eventuell noch eine vierte folgte.

Wenn die Jahreszeit keine Sonnenbehandlung zuließ, so wurde Lehm mit kaltem Wasser zu einem Brei angerührt, auf ein feuchtes, 2- bis 4fach gefaltetes leinenes Tuch 1/2 cm dick aufgestrichen und dann so auf die kranke Stelle gelegt, daß der Lehm direkt die Haut berührte. Über das Ganze kam ein dickes wollenes Tuch, und so blieb der Verband über Nacht liegen. Ein Lehmumschlag muß mindestens 3, darf aber höchstens 8 Stunden liegen bleiben. Wenn der Lehm vor dieser Zeit trocken wird, so liegt irgendein Fehler vor, meist der, daß der Lehmbrei auf ein trockenes Tuch gelegt wird. Eingetrockneter Lehm wirkt unangenehm, veranlaßt ein Ziehen in der Haut, es bröckeln kleine Teile ab, und ein solcher Aufschlag ist nicht nur unwirksam, sondern direkt schädlich. Ist dagegen das Tuch feucht, so kann der Lehm durch wiederholtes Benässen beliebig lange feucht erhalten werden. Bei so behandelten Flechten fühlt sich die vorher spröde, trockene, schuppende und rissige Haut sehr bald samtweich, glatt und fein an.

Besonders günstige Erfahrungen habe ich mit dieser Lehmbehandlung bei der so gefürchteten Schuppenflechte gemacht.

Natürlich werden neben der Lehmbehandlung auch die anderen naturgemäßen Heilfaktoren: Licht-, Luft- und Wasserbäder, Diät usw. in entsprechender Form herangezogen.

Einige Beispiele aus der Praxis.

Ich behandelte vor längerer Zeit ein kleines, halbjähriges Kind, das im ganzen Gesicht, an den Armen und Beinen voll nässender Flechten (Ekzem) war. Die Beratung durch einen Kinderarzt hatte keinen Erfolg gehabt. In schematischer Durchführung des Prinzips, bei Ekzemen kein Wasser anzuwenden, war während 6 Monaten jegliches Baden untersagt gewesen, dagegen wurden tägliche Einreibungen mit allerlei Salben und Ölen verordnet. Ich ließ abwechselnd Kamillen- und Kleiebäder machen; daneben Lehm- und Ölauflagen. Auf das Baden folgte stets eine Trockenpackung mit Dampfkrügen. Durch diese Behandlung, wobei ich dem Lehm den Hauptanteil zuschreibe, heilte der Ausschlag in ca. 2 1/2 Monaten vollständig. Es fiel mir auf, daß bei der Ausheilung, wie als letzte Krise, eine Anzahl Furunkel auftraten. Dasselbe beobachtete ich später bei einem schweren Falle von Rotlauf, der mit Lehm behandelt wurde.

Eines Tages kommt ein 28jähriger, kräftiger, gesund aussehender Mann wegen sehr hartnäckigen, schrecklich aussehenden Flechten auf Hand- und Fingerrücken zu mir. Er hatte schon ein Jahr lang in Behandlung mehrerer berühmter Hautspezialisten gestanden, ohne bis jetzt Erfolg zu haben. Sein Beruf brachte es mit sich, daß er oft Wasserröhren auseinandernehmen mußte; dabei lief ihm das kalte Wasser über die kranken Hände. Im Sommer war das zu ertragen; im Winter jedoch wurde der Ausschlag so unerträglich, daß der Patient im Begriffe stand, seine Stelle aufzugeben. Ich verordnete, Tag und Nacht die geschilderten Lehmumschläge zu machen, und nach 4 Tagen kam der Patient freudestrahlend wieder zu mir: die Hände waren in dieser kurzen Zeit fast gänzlich geheilt. Allerdings zeigte sich der Ausschlag später noch einmal in weniger starker Form, da eben die Berufsschädlichkeit (das kalte Wasser) weiter wirkte, wurde jedoch durch Lehm allmählich ganz zum Verschwinden gebracht.

Ähnliche Fälle von Flechten in kleinerer Ausdehnung habe ich schon dutzendweise in kurzer Zeit mit Lehm geheilt. Bei Frostbeulen und aufgesprungenen Händen ist die Lehmbehandlung ebenfalls sehr zweckmäßig.

Beobachtungen verschiedener Art brachten mich dahin, Lehm überall da anzuwenden, wo viel Hitze besteht; zum Beispiel bei Rotlauf, schmerzhaften Gelenkentzündungen, oft auch bei Furunkeln, Karbunkeln usw. Ängstliche Naturen werden Bedenken aussprechen gegen das direkte Auflegen von Lehm auf Geschwürsflächen und eiternde Wunden. Man fürchtet sich vor Tetanusbazillen und anderen Verunreinigungen. Gewiß ist dies nicht unberechtigt, und deshalb sollte man nur Lehm verwenden, der tief aus der Erde kommt und infolge dessen völlig rein ist.

Dr. Schönenberger hat in seinem Artikel sehr deutlich klargelegt, daß der Boden eine selbstreinigende Kraft besitzt durch "Aushungern" der Bazillen. Mag nun das Zustandekommen der Wirkung so oder so erklärt werden, eines ist sicher, daß der Lehm, in passenden Fällen und richtig angewendet, Bedeutendes leisten kann. Oft wirkt er wie Morphium: die stärksten

Schmerzen bei Furunkeln, Karbunkeln, Gelenkentzündungen und Rotlauf lassen unter Lehmauflagen in kurzer Zeit nach. Es mag dies darauf zurückgeführt werden, daß durch den Lehmbrei ein luftdichter Abschluß stattfindet. Im ersten Augenblick kühlt der Lehm, wird dann in ca. 1/4 Stunde erwärmt, und jetzt entfaltet er seine zerteilende, aufweichende, schmerzlindernde Wirkung.

Lehm kann somit auch in Fällen Anwendung finden, wo wir sonst feuchtheiße Aufschläge (Kataplasmen) verwenden. Die feuchte Wärme bleibt bis zum Trockenwerden ganz gleichmäßig.

Früher, als ich die Wirkung des Lehms noch nicht kannte, war für mich die Behandlung der Beingeschwüre eine recht undankbare Aufgabe; bei starker Entzündung versagten Ölumschläge, Kleiebäder und Umschläge sehr oft. Seitdem ich nun Beingeschwüre mit Lehm behandele, sind die Erfolge erfreulich.

Handtellergroße Geschwüre, solche sogar, die schon Jahre bestanden und jeder Behandlung trotzten, heilten nach mehrmonatlicher Behandlung glatt und sauber. Die Entzündung um die Geschwüre läßt meist schon nach 8 bis 14 Tagen nach. Allerdings benutze ich Wechselfußbäder, Andampfungen, Güsse und heiße Wickel fleißig mit.

Vor ca. 2 Jahren hatte ich in meiner Praxis eine ca. 12 Quadratzentimeter große Brandwunde 2. Grades zu behandeln, bei der ein anderer Arzt Borsalbe und Abwaschungen mit Borsäure, Betupfen mit Höllensteinstift mit dem Erfolge angewendet hatte, daß sich die Wunde stark entzündete und unerträgliche Schmerzen hervorrief. Das war ein Glanzfall für die Lehmbehandlung. Schon nach wenigen Tagen war die Entzündung weg. In solchen Fällen muß die Lehmauflage täglich ein- bis zweimal gewechselt werden. Die Wundränder und die Granulationen, die einem bei medizinischer Behandlung von Brandwunden durch das starke Wuchern oft viele Sorgen machen, verhalten sich bei der Lehmbehandlung ganz anders; sie sind nicht so hochrot gefärbt, sondern meist nur blaßrosa. Die Schmerzen sind gering. Beim Wechseln des Lehms ist die Wunde mit lauwarmen Wasser gründlich abzuspülen.

Sehr wohltuend wirken die Lehmauflagen auch bei Gelenktuberkulosen und -Eiterungen, Hüftgelenkstuberkulosen, Hauttuberkulosen usw. Allerdings sind hier, wie das nicht anders zu erwarten steht, die Erfolge nicht so in die Augen springend wie bei den vorher erwähnten Krankheiten. Immerhin lohnt es sich, neben anderen Anwendungen auch hier den Lehm zu Hilfe zu nehmen.

Bei Frauenkrankheiten ist die Lehmbehandlung oft von überraschend guten Erfolgen begleitet. Auch hier ist wieder das Prinzip: "Wende nur Lehm da an, wo große Hitze vorhanden ist." Z. B. erzielten wir hervorragende Erfolge bei äußerlichen Entzündungen der Geschlechtsteile, wie sie bei scharfem Weißfluß, bei Wasserbrennen, bei Ekzemen am After usw. vorkommen. Hier wird der Lehm ebenfalls als Auflage auf einem feuchten Tuch die Nacht über liegen gelassen. Allerdings besteht in solchen Fällen die Schwierigkeit, daß sich Lehm mit den Haaren verklebt. Wollte man jedoch ein wenn auch noch so zartes Tüchlein zwischen die Haut und die Lehmschicht legen, so würde die Wirkung nicht im entferntesten dieselbe sein. Am Morgen läßt sich ja der Lehm in einem lauen Sitzbade leicht wieder abwaschen.

Einen merkwürdigen Falle habe ich vor zirka einem Jahr erlebt: Eine 52jährige Frau litt an so heftigen Blutungen, daß diese auf keine Weise zum Stillen gebracht werden konnten.

Wohl oder übel mußte hier ausnahmsweise zu einer Ausschabung gegriffen werden, die aber in ihrer Wirkung nur vier Wochen vorhielt. Schon bei der Operation wurde der Patientin gesagt, wenn die Blutungen sich wieder einstellen sollten, so müßte sie sich unverzüglich zur Herausnahme der Gebärmutter entschließen. Als nach vier Wochen die Blutungen in derselben Stärke eintraten, griff ich in der Verzweiflung zum Lehm, und siehe, die Patientin verspürte schon nach den ersten beiden Auflagen erhebliche Linderung, und die Blutungen ließen allmählich nach.

Durch diese Glanzerfolge ermutigt, versuchte ich dasselbe Mittel auch bei ähnlichen Fällen von schweren Blutungen, und meist mit demselben Erfolge. Bei Eierstocksentzündungen und ausgedehnten Unterleibsentzündungen legt man den Lehm auf die untere Bauchgegend.

Oft wird empfohlen, dem Lehm Essig beizumischen. Ich halte dies bei gewissen Ausnahmefällen für zulässig, jedoch nicht allgemein verwendbar.

Lehm mit Essig angerührt und auf die Fußsohlen gelegt, ist ein altes Hausmittel bei Hirnhautentzündung, starkem Kopfschmerz und Kongestionen (Stauungen) nach dem Kopfe.

Allerlei Tee zum Lehmbrei zu verwenden ist unzweckmäßig, da oft die Wirkung des einen Mittels die des anderen aufhebt. Wer in die Kräuter Vertrauen setzt, möge in der Zwischenzeit Umschläge von Kräuterabsud zur Abwechslung machen.

Von der zerteilenden Wirkung der Lehmauflagen wird bei manchen entzündlichen Verhärtungen und Anschwellungen Gebrauch gemacht, z. B. bei Kropf (Blähhals), skrofulösen Drüsen. Hier in der Schweiz, wo jeder zehnte Bürger seinen Kropf besitzt, können wir in dieser Hinsicht leider nur zu viel Erfahrungen sammeln. Nicht jeder Kropf verschwindet durch

Lehmauflagen, sondern meist nur die weichere (parenchymatöse) Form. Ich empfehle bei Kropf meist, den Lehm mit Salzwasser zu mischen. Neben diesen Auflagen muß eine sachgemäße, durchgreifende Kropfmassage ausgeführt werden.

Sehr gute Dienste leistet der Lehm bei Venenentzündungen, wie sie nach Wochenbetten an Krampfaderbeinen leicht auftreten. Solche Entzündungen sind sehr schmerzhaft, und da zeigt der Lehm seine ganze Stärke: er beschleunigt die Aufweichung der verhärteten, entzündeten Stellen in hohem Grade. Kein anderes Mittel wird sich damit vergleichen können.

Bei Verstauchungen, Verrenkungen, Knochenbrüchen sind Lehmauflagen im Anfang sehr zu empfehlen, da sie nicht nur die Schmerzen lindern, sondern auch den Heilungsvorgang gleich von Anfang an sehr beschleunigen. Früher machte man in solchen Fällen essigsaure Tonerdeumschläge; wir aber greifen besser zum Ton in seiner ursprünglichen Gestalt.

Es ist mir von Laien verschiedentlich über wunderbare Krebsheilungen berichtet worden, wo mit starkem Glauben und großer Geduld längere Zeit Lehmauflagen verwandt wurden. Ich selbst habe wiederholt auf solche Geschwülste Lehmauflagen machen lassen, von einer wirklichen Heilung indes nichts gesehen. Mag sein, daß ich nicht genügend ausdauernd war.

Manche behandeln unterschiedslos alle Wunden, ob frisch oder eiternd, mit Lehm. Diesen Standpunkt kann ich nicht teilen; denn frische, reine Wunden heilen bei trockener Gazebehandlung viel rascher und sicherer als bei Anwendung feuchter Auflagen. Anders verhält es sich mit den beschmutzten oder eiternden Wunden, wo die Erfahrung schon längst gelehrt hat, daß feuchte Umschläge am zweckmäßigsten sind. Hier kann gerade der Lehm seine ganze Wirkung entfalten.

Auch bei entzündlichen Schwellungen und bei Blutvergiftungen machen wir Lehmauflagen.

Augenkrankheiten, Augenbindehautentzündungen, Ekzempusteln, Hornhautentzündungen und -geschwüre, Regenbogenhautentzündungen akuter und chronischer Natur bieten ein dankbares Feld für die Lehmbehandlung. Ich habe schon solche Augenentzündungen behandelt, die der Behandlung der gewiegtesten und erfahrensten Augenspezialisten trotzten, aber durch Lehmauflagen und andere naturheilkundliche Prozeduren in kurzer Zeit zurückgingen.

Es gibt vielfach Leute, die im Sommer an starkem Brennen an der Fußsohle leiden. Auch in solchen Fällen verwende man Lehmauflagen; ebenfalls bei starkem Sonnenbrand, wenn jemand die Unvorsichtigkeit begangen hat, sich zu lange der Sonne auszusetzen und einzelne Partien hochrot und schmerzhaft geworden sind.

Auch bei innerlichen Erkrankungen, die mit großer Hitze einhergehen, wie Brustfell-, Blinddarm-, Magen-Darm-Entzündung, Bauchfell-, Unterleibsentzündung, Hals- und Mandelentzündung usw., leistet der Lehm die besten Dienste, indem er die Schmerzen verringert und die Entzündung zerteilt. Man ist öfters von der prompten Wirkung ganz überrascht.

Etwas Ähnliches wie die Lehmbehandlungen ist das Barfußgehen auf feuchter Erde. Es ist außerordentlich erfrischend, gesund und wohltuend für den ganzen Körper. Kneipp hielt das Barfußgehen und das Graslaufen für die beste Abhärtungsprozedur. Auf Bergtouren mache ich an geeigneten Stellen sehr gern längere oder kürzere "Barfußstrecken". Ich habe beobachtet, daß ganz erschöpfte Wanderer, wenn sie Schuhe und Strümpfe auszogen und auf weichem, feuchtem

Boden barfuß gehen konnten, mit einem Schlage wieder für mehrere Stunden marschtüchtig wurden. Man könnte ja für diese Beobachtung verschiedene Erklärungen suchen; meine Meinung ist die, daß die Erdkraft hier eine Rolle spielt. Wir sollten sie auch bei der Lehmanwendung nicht außer acht lassen und daher langes, trockenes Aufbewahren oder Kochen des Lehms vermeiden. Ob meine Theorien wissenschaftlich begründet sind, weiß ich nicht; aber bekanntlich hinkt die Theorie der Praxis öfters weit nach.

Gegenanzeigen für die Lehmbehandlung

Es gibt Fälle, wo der Lehm mehr schadet als nützt. Das ist in der Regel da der Fall, wo wenig Wärme vorhanden ist; z. B. bei alten Leuten, Blutarmen, ferner auf kranken Stellen, die sich schon von vornherein kalt anfühlen und leicht zum Frieren kommen.

Man könnte nun meinen, der Lehm solle in solchen Fällen als heißer Brei aufgelegt werden. Das ist jedoch nicht empfehlenswert, da wir bessere, wirksamere heiße Auflagen haben als Lehm, z. B. Leinsamen, Bockshornklee und vor allem unsere Dampfkompressen. Der Lehm verliert durchs Kochen sehr an Kraft. Wo es nicht angängig ist, daß man Lehm kalt auflegt, da sieht man besser von seiner Verwendung ab. So habe ich schon erlebt, daß bei Kreuzschmerzen der Lehm oft nicht die gewünschte Wirkung hatte, weil er nicht genügend warm wurde.

Von großer Wichtigkeit ist auch, daß wir nicht ganz alten, gelagerten Lehm bei der äußerlichen Behandlung verwenden, da derselbe schon viel Kraft verloren hat. – Aber welche Kraft? – Das ist die viel umstrittene Frage. Ich will mich heute nicht in große Erörterungen einlassen, sondern nur mitteilen, daß ich aufgrund von Erfahrungen vollständig überzeugt bin, daß Lehm, der direkt tief aus dem Boden kommt, bessere Wirkung hat bei Krankheiten als längere Zeit in der Wohnung aufbewahrter, getrockneter Lehm. Ob der Erdmagnetismus oder andere Dinge eine Rolle spielen, vermag ich nicht zu entscheiden. Wer stets gutwirkenden Lehm zur Verfügung haben will, der mag in seinem Garten vom besten Lehm in eine etwa 1/2 bis 1 Meter tiefe Grube eine größere oder kleinere Quantität eingraben.

3. Auszug aus "Der Naturarzt" Nr. 8 vom August 1910:

Die Erfolge des Lehms bei katarrhalischen und eitrigen Leiden. Von Dr. med. Max Bachem, Frankfurt a. M.

Was meines Erachtens in den meisten bisher veröffentlichten Aufsätzen über Lehmbehandlung nicht genügend betont ist, aber praktisch große Bedeutung hat, ist die Frage, wann der trockene Ton dem feuchten vorzuziehen ist. Das ist wesentlich davon abhängig, ob der behandelte Körperteil verhüllt werden muß oder nicht. Einige Beispiele sollen das erläutern. Am 5. März 1910 kommt ein alter Patient zu mir, durch einen Fall durch Stolpern über eine Schiene im Gesicht stark geschunden. Das Kinn hatte längere Zeit geblutet, die Haut war abgeschürft, die darunterliegenden Teile schmutzig und gequetscht. Außerdem noch einige ähnliche Stellen im Gesicht. Heilverfahren: Gründliche Reinigung mit Wasserstoffsuperoxyd (besteht aus Wasser und Sauerstoff, letzterer wirkt stark reinigend und blutstillend), 10 Minuten lang Trocknung mittels Heißluftdusche, dann weißer Ton möglichst trocken auf die Wundflächen. Kein Verband.

Der über das Verfahren etwas erstaunte Mann zeigt sich zwei Tage später. Die Wunden sind schön trocken, am Verheilen. Hier hatte der Ton bei einer verunreinigten Quetschwunde seine Schuldigkeit getan: er hatte die eingedrungenen Giftstoffe an sich gesaugt und die Wunde trocken gehalten.

Im vorigen Herbst werde ich zu einer Greisin gerufen, die lange Wochen im Krankenhaus gelegen hat. Sie war überfahren worden und wies bei meiner Ankunft eine 9 cm lange, 1–3 cm breite, von "wildem Fleisch" hochüberwucherte Wundfläche am Unterschenkel auf. Heilverfahren: Täglich Berieselung mit mehreren Litern kalten Wassers, dann Trockentupfen, schließlich weißer Ton, trocken, dick aufgepudert. Patientin war leider nicht zu bewegen, sich ruhig zu verhalten, deshalb machte ich einen möglichst luftdurchlässigen Mullbindenverband von nur einigen Touren. Die Wunde gebrauchte keine 3 Wochen bis zum vollständigen Verschließen. Wie in diesem Falle, hat sich mir die trockene Lehmbehandlung noch oft bewährt, wo es sich um Wucherungen, träge oder fortschreitende Geschwüre handelt.

Hier möchte ich erwähnen, daß sich auch die unangenehmeren Erscheinungen letztere Art in dieser Weise befriedigend behandeln lassen. Ich meine die sog. phagedänischen (fressenden) Schanker. Im Februar dieses Jahres kommt ein junger Mann zu mir, der sich im Januar einen Schanker zugezogen hatte, welcher trotz fünfwöchentlicher Behandlung seitens eines Spezialarztes immer größer wurde. Meine Behandlung bestand in Heißwasserbespülungen (nach Zinsser, Münch. Med. Wochenschr. 1908 Nr. 26) des Geschwürs, mehrmals täglich 10–20 Minuten, dann weißer Ton trocken aufgepulvert. Von Anfang an nahm das bisher so unheimliche Geschwür an Umfang ab, um sich bald ganz zu schließen. Den Ausbruch eines (papulosquamösen) syphilitischen Ausschlags konnte ich hiermit natürlich nicht verhindern; aber dieser wurde später mittels der gewöhnlichen Behandlung – ich meine Sonnenbäder oder als Ersatz dafür Lichtbäder – auch beseitigt.

Nicht nur der Schanker, sondern auch manche anderen Erscheinungen der Syphilis gehen auf trockene Lehmbehandlung erstaunlich leicht weg, so die sog. Plaques, die nässenden Papeln und ähnliche.

Die Plaques im Munde sind wohl deshalb schwieriger zu beseitigen, weil da eine Trockenbehandlung unmöglich ist. Ich lasse da allerdings auch mit Lehmwasser gurgeln und spülen, aber die Erfolge sind nicht so auffallende, und zudem ist der Lehmgeschmack einem Teile der Patienten zuwider. – Immerhin ist nicht zu leugnen, daß weißer Ton allen hygienischen Forderungen, die an ein Zahn- und Mundreinigungsmittel gestellt werden, entspricht, und wer weiß, ob nicht ein findiger Apotheker demnächst weißen Ton, mit einigen Tropfen Pfefferminzgeist oder ähnlichem versetzt, als "Bolodentin" gewinnbringend verschleißt. –

Wo wende ich den Ton weiter trocken an? Es seien noch erwähnt: die spitzen Kondylome (Feigwarzen), wo man früher, wohl in derselben Absicht, gern (Milch-)Zucker verwandte. Eicheltripper verschwindet meist in einem Tag – hier ist die trockene Lehmbehandlung der an sich ja auch zum Ziele führenden feuchten Behandlung – mit Lehm oder Watte – sicher überlegen.

Die Rückbildung der Nabelschnur bei Neugeborenen geht unter trockener Lehmbehandlung sehr glatt vor sich. Die Nabelschnur wird in 1 bis 2 Tagen eine harte, trockene Masse, sie "mumifiziert", und fällt rasch ab. Das Kind darf bei dieser Behandlung gebadet werden; nach dem Bad ist die Nabelgegend besonders sorgfältig zu trocknen und von neuem Ton aufzupulvern. Selbstverständlich muß hierbei die Bedeckung und Bekleidung des Säuglings eine leichte und poröse sein, aber das gehört ja sowieso zu den Forderungen einer naturgemäßen Säuglingspflege. (Ich für mein Teil bin überzeugt, daß viel Ausschlag seine Ursache in der Gummiwindelhose oder einer ähnlichen Vorrichtung hat. Eine Gummilage darf höchstens unter dem Kind liegen – nie ganz oder teilweise um es herumgehen. Schon diese Unterlage erscheint mir für manche Kinder bedenklich.)

Die Behandlung des gewöhnlichen akuten Schnupfens besteht sinngemäß meist in einer Austrocknung; z. B. weicht ein frischer Nasenkatarrh wohl stets einer dreitägigen Trockenkostkur. Die Wirkung von Dampfbädern und ähnlichen Schwitzprozeduren ist wohl ähnlich zu erklären. Wenigstens geht meine Erfahrung dahin, daß sie nur nützen, wenn nachher dem Durste möglichst wenig nachgegeben wird, weshalb ich hier nur heiße Getränke erlaube. Nun hat einmal Oberst Spohr den Grundsatz aufgestellt (Geschlechtskrankheiten der Männer, 1896, S. 53), man solle einen noch lokalen, d. h. rein örtlichen Krankheitsprozeß auch möglichst örtlich (lokal) sich abspielen lassen, d. h. örtlich behandeln. Zur austrocknenden Behandlung des Schnupfens bediene ich mich dementsprechend des Nasenpulverbläsers nach Privatdozent Dr. Trumpp, München. Die Gebrauchsanweisung liegt bei. Das billige Instrument ist jetzt wohl in allen einschlägigen Geschäften zu haben. (Hersteller ist Firma Katsch, München. 1910 war das der Fall. Ob es dieses Gerät noch gibt, weiß ich nicht. Anmerk. der Autorin.) Nun könnte man mir einwenden, gerade Schnupfen sei nie eine rein örtliche Erkrankung, sondern stets eine (vielleicht kritische) Ausscheidung. Ohne darauf näher einzugehen, möchte ich antworten: Was könnte eine solche Ausscheidung besser heraus- und an sich ziehen als die Lehmerde. Davon unten mehr.

Soviel von der Trockentonbehandlung. Die äußere Anwendung feuchten Lehms ist im "Naturarzt" und anderswo genauer besprochen worden. Ich möchte meine Erfahrungen dahin zusammenfassen, daß Lehmumschläge überall gemacht werden können, wo man sonst kühle Wasserumschläge macht, und daß sie sich dazu verhalten wie Heublumen-, Zinnkraut-Aufschläge usw. zu gewöhnlichen Heißwasseraufschlägen. Und wie die Ansichten im Naturheillager darüber geteilt sind, ob ein Unterschied in der Wirkung von heißem Wasser und Heublumenabsud besteht, so werden sie auch darin auseinandergehen, ob Lehmwickel den gewöhnlichen Wickeln vorzuziehen sind. (Auskunft erteilt vielleicht einst der Leiter unseres Bundeskrankenhauses!!) Ich persönlich habe es als praktisch gefunden, Wasserumschläge zu machen, wenn häufiger Wechsel nicht zu umgehen ist, z. B. wenn, wie bei einer Lungenentzündung, das Fieber voraussichtlich längere Zeit hoch bleibt. Hingegen wo einem längeren Verweilen nichts im Wege steht, wie z. B. bei manchen Geschwulstbildungen, wende ich gut fingerdicke, feuchte Lehmumschläge an.

Meist sollen diese Lehmumschläge abgenommen werden, wenn sie noch etwas feucht sind. In selteneren Fällen lasse ich sie trocknen und so noch längere Zeit liegen. Damit hatte ich z. B. vor einigen Wochen einen überraschend guten Erfolg bei einem Säugling mit Schälblattern (Pemphigus). Der Ausschlag mit seinen großen, schlaffen Blasen bedeckte ungefähr die Hälfte des Rückens und griff noch auf die Bauchseite über. Ich verordnete, Lehmumschläge bis zum Eintrocknen und länger liegen zu lassen. Außerdem Einschränkung der Milchkost zugunsten von Pflanzennahrung. Einige Wochen später bringt mir die Mutter das Kindchen ohne jede Blase, nur noch an einer einzigen Stelle ein exkoraiierter, d. h. der obersten

Gewebsschicht beraubter Fleck. Das Merkwürdige aber war, daß der Ausschlag auf eine einzige Lehmpackung, und zwar unmittelbar darauf, zu schwinden begann.

Um Impfschäden vorzubeugen, widerrate ich die gewöhnlichen Wasserumschläge, da sie zu stark mazerierend, d. h. auflockernd auf die Haut wirken können und dadurch leicht neue Impfpusteln entstehen. Das ist bei einem mäßig feuchten Lehmverband, der hier auch wieder bis zum Trocknen liegen bleibt, ausgeschlossen, und der Lehm wird das Impfgift möglichst heraussaugen. Gesetzlich ist diese Anwendung durchaus statthaft. Sollte man Gelegenheit haben, in den ersten Sekunden nach der Impfung trockenen, weißen Ton aufzupulvern, so dürften die Impfpusteln überhaupt kaum angehen. In meiner Eigenschaft als erster Vorsitzender des Impfzwangsgegnervereins Frankfurt a. M. habe ich diese Ratschläge öfters öffentlich und privat gegeben und habe nie Ungünstiges über das Verfahren zu hören bekommen. (Möchten Sie mehr erfahren, wie schlimm auch heute noch Impfungen sind, lesen Sie doch einmal das Buch "Impfungen – der unglaubliche Irrtum" von F. und S. Delarue, Hirthammer Verlag. Anmerkung der Autoren.)

Bei der Gürtelrose neigt infolge einer Nervenerkrankung die dem Nervenbezirk entsprechende Hautfläche zu Bläschenausschlag mit nachfolgendem, mehr oder weniger ausgebreitetem Absterben. Ich habe verschiedene Fälle mit Lehm behandelt, einige kleinere, aber auch einen Herrn, dessen "Gürtel" mehrere Zentimeter breit vom Brustbein bis zum Rückgrat ging. Hier halte ich auch das feuchte Auflegen und Liegenlassen für mehrere Tage nicht nur für das Bequemste für Patient und Arzt, sondern auch für das Wirkungsvollste.

Von der innerlichen Verwendung von Lehmaufschwemmungen finde ich betreffs einiger erwähnenswerter Leiden keine oder nur ganz flüchtige Notiz. Ich nenne da das runde Magengeschwür. Es wird immer mehr bekannt, daß das Bismuthum subnitricum, welches lange Zeit als unschädlich, weil unlöslich, galt, sehr zu Bismuthvergiftung führen kann, und zwar unter Bedingungen, die wir keineswegs zu regeln vermögen. Lehm ist aber ganz unauflöslich und erfüllt seinen Zweck als Blutstillungsmittel und Säurebinder vortrefflich. Ich lasse nach einer Magenblutung gewöhnlich die ersten Tage nur kaltes Lehmwasser löffelweise genießen und bin sehr zufrieden mit dem Erfolg. Interessant ist noch folgender Fall. Ein alter Herr klagt über blutigen Stuhlgang, der schon längere Zeit bestände. Hämorrhoiden waren nicht festzustellen, der Verdacht auf Mastdarmkrebs gegeben. Ich lasse täglich einige Lehmwasserklistiere machen, und die Blutungen hören auf und sind seit 10 Monaten nicht wiedergekommen. Da eine Gewichtsabnahme nicht mehr stattgefunden hat, glaube ich nicht mehr an Krebs; aber jedenfalls waren der Patient und ich mit dem Resultat sehr zufrieden.

Ich möchte es nicht unterlassen, darauf hinzuweisen, daß das Lehmwasser einmal bei der Tripperbehandlung eine größere Rolle spielen dürfte. Ich hoffe darüber später gelegentlich berichten zu können.

Neuerdings ist es eher modern, alle möglichen Krankheiten auf unrichtige Darmtätigkeit zurückzuführen. Vieles daran ist sicher richtig. Und so halte ich es z. B. bei einem hartnäckigen Rheumatismus für durchaus berechtigt, den Darm einmal oder mehrere Tage hintereinander mit Lehm tüchtig durchzuscheuern. Hinterher müßte die Entstehung neuer Schädlichkeiten durch geeignete Kost vermieden werden. Besonders angebracht erscheint mir dieses Verfahren auch bei Krämpfen, da diese, wie ja noch jüngst Dr. Schönenberger ausführte, fast immer auf eine Magen-Darm-Störung zurückgeführt werden können, meines Erachtens in 99% der Fälle.

Die Möglichkeiten, durch Lehm äußerlich und besonders innerlich unseren Patienten zu helfen, ist bisher sicher noch nicht erschöpfend behandelt worden. Ich hoffe, daß die zur Zeit im "Naturarzt" erschienenen Aufsätze Anregung zu Beobachtungen im weitesten Kreise geben. Häufig nahm ich bisher von der Tonverordnung Abstand, weil ich von vornherein überzeugt war, daß der Patient nicht oder nicht genau folgen würde; z. B. weil er als Naturheilanhänger "nichts einnimmt" (auch wenn er in Tee und Kaffee Koffein oder in Wein und Bier Alkohol nicht fürchtet!) oder aber die erforderliche Menge ihm unglaublich groß scheint.

Die Wirkungsweise des Lehms kann man durch einige Experimente zu erläutern suchen. Die starke Aufsaugungsfähigkeit des Lehms erkennt man, wenn man entschalte Eier in das trockene Pulver, ganz oder geteilt, legt. Sie schrumpfen unglaublich zusammen und werden steinhart. Mischt man Wasser und Ton zu gleichen Raumteilen, so nimmt die Mischung nicht etwa den doppelten, sondern nur wenig mehr als den einfachen Raumteil ein. Daß der Ton Gifte an sich fesseln, absorbieren kann, zeigen folgende Versuche mit farbigen Flüssigkeiten. Filtriert man Methylenblaulösung durch Ton, so fließt klare Flüssigkeit heraus, der Ton wird blau. Andere Farben bindet er aber nicht immer, z. B. Eosinsäure fließt rosa durch. Nimmt man nun das violettblaue eosinsaure Methylenblau, so fließt eine rosa Flüssigkeit durch, während der Ton blau wird.

Exakt nachweisbar ist somit bisher die Wirkung des Lehms durch Aufsaugungsfähigkeit und Ansaugungsfähigkeit. Ich persönlich glaube aber auch an andere wirksame Eigenschaften, die bisher noch nicht exakt festgestellt sind.

Wir haben Ihnen diese Auszüge gebracht, lieber Leser, damit Sie sehen, wie sehr man sich damals schon mit Heilerde/Lehm in ärztlichen Kreisen beschäftigte. Die Artikel weisen sogar recht heikle Krankheitsbereiche auf, wo man Versuche mit Erfolg angestellt hat.

Wir können Ihnen aber noch etwas Erfreuliches mitteilen. Die Zeitschrift "Der Naturarzt" gibt es auch heute noch. Es ist eine ausgezeichnete Zeitung die allgemein von Ärzten, Heilpraktikern sowie Laien gelesen wird. Sie ist sehr lesenswert, wir können Ihnen, lieber Leser, nur anraten, diese zu beziehen. Auch heute schreibt "Der Naturarzt" in allgemeinverständlicher, volksnaher Sprache seine Artikel. Bezugsquelle: Verlag "Der Naturarzt", Feldbergstr. 2, 6240 Königsstein-Falkenstein. Nach Rücksprache mit dem Verlag habe ich soeben erfahren, daß jeder Interessent ein Freiexemplar bekommen kann. Sie können sich also in aller Ruhe davon überzeugen, ob es eine gute Zeitung ist.

Haarwäsche mit Erde, geht das denn?

Unser Buch nahm schon Gestalt an, als wir eines Tages Unterlagen aus Hamburg erhielten. Von einem liebenswerten Apotheker aus Heilbronn veranlaßt, erhielten wir die Informationen über Rhassoul! Da es sich um eine Art Erde handelt, muß es einfach in diesem Buch beschrieben werden. So schließt sich dann der Kreis zwischen äußerlichen, innerlichen und auch kosmetischen Anwendungen von Lehm und Erde.

Was wollen wir mehr?

Rhassoul stammt aus Nordafrika. Das Nationale Institut für Phytotherapie in Paris hat darüber eine medizinische Abhandlung verfaßt. Mit anderen Worten, eine wissenschaftliche Arbeit. Darauf sind wir ja immer so scharf, nicht wahr?

Die Seifenerde wird seit Jahrhunderten in ganz Nordafrika und in bestimmten Gebieten des Mittelostens als Shampoo verwendet. Diese Erde scheint zunächst schmutzig und trübe. Die Wirkung auf die Haare aber ist erstaunlich positiv. Die Haare werden seidenweich, geschmeidig und glänzend und sind sehr leicht zu kämmen.

Das Wort Rhassoul stammt aus dem arabischen Verb ghassala = waschen. Seine Eigenschaften sind: physikalisch-chemische Neutralität und eine hohe Ionenaustauschkapazität.

Der Handel mit diesem Produkt in Richtung Osten über Kamelkarawanen wurde schon im Mittelalter betrieben. Neue Ausgrabungen haben Reste von Bergwerken aus dem 12.–13. Jahrhundert enthüllt. Der marokkanische König hat die Einschränkung der Ausbeutung des Erzes im Jahre 1706 festgelegt und die Konzession an das Dorf Ksabi vergeben. Erst seit 1951 wurde diese Konzession von den Franzosen benutzt, die wiederum 1954 an eine große marokkanische Familie weitergegeben worden ist.

Der jährliche Verbrauch in Marokko beträgt 8000 t, dies entspricht einem Zehntel des Shampookonsums von Frankreich.

Rhassoul kommt aus der einzigen in der Welt bekannten Lagerstätte in Westmarokko, und zwar aus der Region von Ksabi, entlang des Flusses Moulouya, ca. 150 km südwestlich von Fes entfernt. Der Ausläufer vom mittleren Atlasgebirge, der über das Mouloyatal ragt, heißt Djebel Rassoul und hat der

Lagerstätte den Namen gegeben.

Der Abbau des Minerals geschieht in unterirdischen Gängen, die mehrere km lang sein können. Das Abbauprodukt wird mit Hilfe von Gleiswagen hinausgebracht.

Das Rohgestein besteht aus einer Tonmasse mit einer Wachsbeschaffenheit und schokoladenbrauner Farbe, ist glänzend und fühlt sich wie eine Salbe an.

Unter den vielen Gängen des Djebel Rassoul ist ein vergitterter Gang mit dem Namen "Sultan", dessen Ausbeute für den König von Marokko und dessen Familie reserviert ist. Die dortigen Erzgänge sind von hervorragender Qualität, d. h. eine vollwertige Seifentonerde, die wie eine echte Seife wirkt und sich sehr geschmeidig auf der Haut anfühlt.

Weshalb also sollen wir Rhassoul benutzen?

Von herkömmlichen Haar- und Hautreinigungsmitteln unterscheidet sich Rhassoul grundlegend. Der Reinigungsprozeß beruht bei dieser natürlichen Substanz auf einem physikalischen Mechanismus.

Die Fremdpartikel absorbierende Wirkung läßt sich zum einen durch die molekularen Van-der-Waals-Kräfte begründen, beruht aber außerdem auf elektrostatischen Kräften, die von den polaren Eigenschaften des Moleküls herrühren. Vereinfacht gesagt bewirken diese Kräfte eine Anbindung der Schmutz- und der überflüssigen Fettmoleküle an die Rhassoul-Moleküle. Dadurch reinigt Rhassoul auf vollkommen andere Art und Weise als Tenside und Seifen:

Tenside und Seifen (Detergentien), wie sie in herkömmlichen Shampoos verwendet werden, erzielen eine Ablösung von Schmutz durch eine Auflösung der Oberflächenspannung des Wassers. Das heißt, das Wasser wird sozusagen "dünner" und spült Schmutz aus. Durch die Eigenschaften von Detergentien wird jedoch auf diese Weise auch die natürliche Schutzfettschicht der Haare mit weggespült.

Darauf reagieren die Talgdrüsen (seborrhöische Drüsen) mit der Neuproduktion von Fett, d. h., das Haar fettet nach. Durch regelmäßigen Tensidgebrauch kommt es häufig zu einer Überaktivierung der Talgdrüsen, d. h., das Haar fettet immer schneller nach. Dies führt zu immer häufigerem Haarewaschen – ein Teufelskreis.

Bei nicht ausreichender Aktivität der Talgdrüsen wird das Haar entsprechend trocken, spröde und brüchig.

Der zuvor geschilderte Wirkungsmechanismus des Rhassouls und seine Kationenaustauschkapazität bewirken eine Reinigung von Schmutz und überschüssigem Fett, ohne die natürliche Schutzfettschicht anzugreifen und die Talgdrüsen anzuregen.

Das Pariser Nationale Institut für Phytotherapie urteilte 1985: "So ermöglicht diese Substanz eine Reinigung des Haares ohne übermäßiges Auslaugen durch einfache Absorption (Aufsaugen) der Fettsäuren und sonstigen Verunreinigungen mit gleichzeitiger Schonung der Schutzfettschicht, was eine Reaktion der seborrhöischen Drüsen (Talgdrüsen) vermeiden läßt und somit einer entsprechenden Krankheit vorbeugt."

Rhassoul bietet weitere Vorteile: Bei Anwendung dieser Reinigungserde ist eine Belastung der Umwelt, z. B. der Gewässer, durch chemisch verunreinigtes Abwasser ausgeschlossen. Ebenso besteht keine Gefahr für die Augen; insbesondere fürs Haarewaschen bei Kindern ist dies vorteilhaft.

Im übrigen müssen Tenside zum Haarewaschen üblicherweise häufiger angewendet werden als Rhassoul zur Haarpflege.

Diese Produkte enthalten *keine Konservierungsmittel.*

Diese Produkte und sämtliche Zutaten sind nicht im Tierversuch getestet.

Meine eigene Erfahrung mit diesem Haarwaschmittel!

Berichte, Schriften, wissenschaftliche Untersuchungen können ja alle wunderhübsch klingen. Wie ist es aber in der Wirklichkeit? Im Alltag? Ich meine, wenn ich es selbst gebrauche, benutze? Natürlich wollte ich es zuerst einmal an mir persönlich ausprobieren.

In den vielen Jahren bin ich immer gut dabei verfahren, erst einmal alles bei mir selbst auszuprobieren. Erst dann kann ich das Wissen auch guten Gewissens weitergeben. Ich bin sozusagen mein eigenes Versuchskarnickel!

Diesmal mußte auch meine Familie als Karnickel herhalten. Mein Mann und mein Sohn nehmen also jetzt auch seit ein paar Monaten dieses Haarwaschmittel.

Ich bin nicht nur ein sehr kritisches "Karnickelchen", diesmal sogar ein sehr schwieriges. Denn was man nicht wissen kann, ist, daß ich sehr unzähmbare Haare habe. Haare, die keine Dauerwelle annehmen – Haare, die man in der Fachsprache entweder Glas- oder Bandhaare nennt. Ich selbst kann mir nicht viel darunter vorstellen. Ich weiß nur eins, sie sind blöd und man kann gar nichts mit ihnen anfangen. Nur ein guter Schnitt und fast tägliches Waschen, und ich sehe manierlich aus. Von meinen 49 Jahren, die ich inzwischen geworden bin, habe ich fast 30 Jahre damit verbracht, meinen Haaren sozusagen "aufzuzwingen", wie ich sie gern hätte. Die Haare blieben Sieger! Bis ich mich entschloß, mich nach meinen Haaren zu richten und nicht umgekehrt, habe ich viele Sachen ausprobiert und per "Friseurmeister" über mich ergehen lassen.

Also habe ich ziemlich fröhlich dieses Produkt mit in die Duschkabine genommen. Ich habe mir gesagt, na ja, die können ja viel schreiben, aber die kennen meine Haare nicht. Also, wenn diese Erde es schafft, daß ich vielleicht alle zwei Tage nur meine Haare waschen muß, dann hat sie ja schon eine Menge bei mir erreicht, und es kann empfohlen werden.

Zuerst einmal mußte ich mich daran gewöhnen, daß es beim Waschen nicht schäumt, ein wenig komisch ist das ja schon. Aber man fleißig anfangen!

Daß es zuerst noch mehr fettete, damit habe ich natürlich gerechnet. Bei der Naturmedizin gibt es ja anfangs nicht selten Verschlechterungen. Aber das gehört dazu, wenn man mit dem Grundübel aufräumen will. Tapfer besah ich mich also im Spiegel. Kurz gewaschen und wenige Stunden später hingen sie wie ölige Haarfetzen um meinen Kopf herum. Aber nicht sehr lange. Ich glaube, nach der dritten Wäsche schon war ich baff! Zuerst einmal über die absolute hübsche Weichheit. Ich befummelte mein Haar den ganzen Tag. Und es ließ sich sehr leicht kämmen. Auch eine feine Sache. Wie gesagt, nach der dritten Wäsche spürte ich, morgen brauchst du es nicht zu waschen. Es stimmte. Nach der 5. Wäsche übersprang ich noch einen Tag und wusch sie jetzt alle drei Tage!

Sensationell!

Und sie sahen toll aus. Nur wurden meine Haare jetzt zu weich! Wie gesagt, so blöde Haare wie ich sie besitze, soll es nur bei 500 000 Menschen einmal geben! Also nicht verzagen, lieber Leser. Ich habe sogar für mich einen neuen Trick gefunden. Erzähle ich auch gleich.

Neulich war ich in der Schweiz eingeladen! In einem Männerkloster! Einen Haarfön konnte ich im Männerkloster nicht auftreiben! Also mußte ich meine Haare so lassen! Langsam wurde ich unruhig! Vier Tage blieb ich dort! Ich sage Ihnen, ich sah noch immer ganz nett aus. Dann fuhr ich mit dem Nachtzug heim. 5. Tag. Ich wirkte noch immer nicht wie eine "Schlampe".

Ich benutze es also jetzt für die Vorwäsche! Lasse es eine Weile einziehen, nehme aber für die zweite Wäsche Brennesselshampoo (siehe Bezugsquellennachweis am Schluß des Buches). Es ist einfach wunderbar. Jetzt wird es nicht zu weich, läßt sich wunderbar kämmen und fällt einmalig. Meine Schuppen treten auch immer mehr in den Hintergrund.

Daß man dadurch auch noch die Natur schützt, freut mich um so mehr! Also wieder mal zwei Fliegen mit einer Klappe geschlagen.

Mein Mann hat ganz normale Haare. Sein Ergebnis: "Die Haare sitzen jetzt besser, sind weicher geworden, man kann sie viel besser kämmen. Ich brauche kein Haarspray mehr."

Was soll man da noch viel sagen?

Einfach ausprobieren. Vielleicht bekommen Sie, lieber Leser, auch Ihr Haarproblem in den Griff. Wenn ja, dann schreiben Sie mir das doch bitte. Bei der nächsten Auflage würde ich dann hier an dieser Stelle weiter darüber berichten.

Bezugsquellennachweis: Brennesselshampoo, Rhassoul-Shampoo, Eichenrindebad: Versand U. Wellmann, Bertolt-Brecht-Str. 1, 44oo Münster-Roxel.

Quellennachweis:

1) Bach, H. D., Sinn der Krankheit, Verlag Erwig, Münster 1989
2) Bachem, Dr. med., Der praktische Lehmdoktor, Verlag Möller, Oranienburg 1917
3) Benede, W., Der Tonschlamm, Kurverwaltung, Bad Homburg
4) Berghammer, Theresa, Naturheilmittel, Vehling Verlag, Köln
5) Derlon, Pierre, Die geheime Heilkunst der Zigeuner, Goldmann Verlag, München 1978
6) Dittmann, Dr., Über äußere Behandlung von Hautkrankheiten mit Heilerde, 1940
7) "Der Naturarzt", Zeitschrift, 1910
8) Chrysostomos, So heilst Du Dich, St. Moritz 1989
9) Ellinger-Leiter, So lebe ich, so bleibe ich gesund, Union Press, 1987
10) Felke, Gesundheitsprogramm, Sobernheim 1952
11) Friebel-Röhring, Gisela, Ich habe Krebs! – Na und? Ärzte sind nicht allwissend

Essen Sie gern Tapetenkleister?
Hebel Verlag, Rastatt
Ich habe Krebs und lebe noch immer
Sind wir schon alle Versuchskarnickel?
Vier Flamingos Verlag, Rheine
Dr. med. K. Hoffmann, Nahrung für deine Seele,
Laredo Verlag, München
12) Hippokrates, Wochenschrift für Neue Deutsche Heilkunde, Stuttgart, Sonderdruck "Heilerde in der Behandlung der intestinalen Autointoxikationen", Dr. med. Mattausch 1938
13) Hippokrates, Wochenzeitschrift, Sonderdruck über Heilerden von Prof. Dr. med. Martin Vogel, 1936
14) Hauschka, Rudolf, Ernährungslehre, Klostermann Verlag, Frankfurt 1979
15) Hohenstein, Dr., Praktische Homöopathie, Rohm Verlag, Lorch 1936
16) Hl. Hildegard, Heilwissen, Pattloch Verlag, Augsburg 1989
17) Issberner-Haldane, Ernst, Die kosmische Religion, Falken Verlag, Berlin 1950
18) Just, Adolf, Jungborn, Waerland Mannheim
19) Just, Rudolf, Die Jungbornernährung, Jungborn Verlag, Bad Harzburg 1928
20) Just, Adolf, Heilerde, Blankenberg 1928
21) Just, Adolf, Wie heilen Krankheiten, Blankenberg 1928
22) Jung, Prof. Dr., Heilerde, Hippokrates Verlag, Stuttgart 1957
23) Kurtz, Winfried, Prof. Dr. med., Gallensäuren-Bindungs-Kapazität von Luvos Heilerde, Johann-Wolfgang-Goethe-Universität, Frankfurt 1987

24) Kramer, Waldemar, Die Felkekur, Frankfurt 1986
25) Kunze, Dr.; Vogel, Prof., Über Wesen und Wirkungen von Heilerden, Dresden 1936
26) Köhnlechner, Gesund leben macht Spaß, Ullstein Verlag, München
27) Lorber, Jakob, Geistige Anatomie des Menschen, Lorber Verlag, Bietigheim 1960
28) Meyer-Camberg, Ernst, Dr. med., Luvos Heilerde, Wirkung, Anwendung und Heilanzeigen, Luvos Just GmbH
29) Menschel, Alfons, Ein gesunder Tageslauf in der Felkeschen Lebensweise, Waldemar Kramer Verlag, Frankfurt 1969
30) Meanfront, Heilung durch Tonerde, Paris 1936
31) Nöcker, Rose-Marie, Heilerde, Heyne Verlag, München 1985
32) Proterra GmbH, Bad Homburg, Heilerde in der Hand des Arztes
33) Rückert, Ulrich, Dr., Natur, Ariston Verlag, Genf
34) Springer, Julius Verlag, Berlin, Sonderdruck aus "Der Balneologe", 5. Jahrgang 1938, Heft 3, "Über Bindung von Darmgiften und Alkaloiden durch Heilerde" von Prof. Dr. med. Martin Vogel, Dresden
35) Suyra, G. W., Rationelle Krebs- und Lupuskuren, Karl Rohm Verlag, Lorch 1950
36) Suyra, G. W, Verborgene Kräfte der Pflanzen, Hermann Bauer Verlag, Freiburg 1960
37) Schlau, G., Bäder und Klimaheilkunde, Schattauer Verlag, Stuttgart 1978
38) Sauer, Dr. med., Volksmedizinisches Hausbuch
39) Thorwald, Jürgen, Macht und Geheimnis der Frühen Ärzte, Knauer Verlag, München 1962

40) Vogel, Alfred, Der kleine Doktor, Heyne Verlag, München 1952

Inhaltsverzeichnis

In eigener Sache

Sie kennen mich und meine Bücher und wissen, daß ich bestrebt bin, den Menschen zu helfen wo ich nur kann.
Von der Medizin werden wir ja nur »verwaltet«, aber uns wird nicht wirklich geholfen, geschweige denn, daß wir geheilt werden. Im Augenblick bin ich dabei, eine Studie vorzunehmen, zu der ich Ihre Mitarbeit brauche. Ich kann Ihnen schon jetzt versichern, daß das Mittel, weswegen ich diese Studie machen möchte, Ihnen vielleicht sehr schnell Linderung bringen wird. Es handelt sich um das Nahrungsergänzungsmittel Golden Yacca Plus. Es ist von ausgesprochen ganzheitlicher Wirkung gekennzeichnet. Es steigert Leistungskraft, stärkt das Abwehrsystem und Wohlbefinden. In den letzten 10 Jahren wurden mit Yacca plus ausgedehnte Forschungsarbeiten von Chemikern, Ernährungswissenschaftlern, Ärzten, Tierärzten, Universitäten und privaten Laboratorien an Pflanzen, Menschen, Erde und Tieren durchgeführt. Dabei wurden keine negativen Nebenwirkungen festgestellt und die Unbedenklichkeit und Wirksamkeit des Produkts wurden nachgewiesen.
Dr. Hoffmann aus Rheine schreibt über Golden Yacca: »Über ein Jahrzehnt habe ich nach einem wirklich hochkarätigen Arzneimittel für den Darm gesucht. Denn vom Darm hängt die Gesundheit ab wie von keinem anderen Organ. Darmgifte, massive Gärgasbildungen, Störungen der Verdauungsfunktion mit Verstopfung einerseits, Durchfall andererseits, Zerstörung der Darmflora mit ihrer wichtigen Vitaminbildungsfunktion, gehäuftes Auftreten von Pilz- und Salmonellenerkrankungen, Verdauungsstörungen mit nur teilweise verdauten Nahrungsbestandteilen sind die direkten (unmittelbaren) Folgen.
Die indirekten Folgen sind alle Erkrankungen, die sich dar-

aus ergeben wie: erhöhter und erniedrigter Blutdruck durch darmgiftbedingte Kreislaufregulationsstörungen, Arthritis (häufig Ursache chronischer Darminfekte), Allergien wie Neurodermitis und Asthma, die in hohem Maße durch Allergene und Pilzfremdstoffe aus dem Darm unterhalten werden, erhöhte Tumorbereitschaft durch viele saure Gärungsgifte, Infektanfälligkeit, geschwächte Abwehr, Depressionen (»Der Darm ist der Vater der Trübsal« – Sprichwort aus der chinesischen Medizin) usw. Sogar Leistenbrüche, Zwerchfellhochstand, Herzbeschwerden, Blasen- und Gebärmuttersenkungen hängen mit einem überblähten, funktionsgestörten Darm zusammen und lassen sich durch dessen Normalisierung bessern oder beheben. Also: Lange Jahre habe ich nach einem optimalen Darmmittel gesucht, es aber nicht gefunden. Als ich die ersten Therapieversuche mit Yacca-Extrakten machte, Auszüge einer Wüstenkakteenart, die sowohl von klimatischer Seite her (extreme Hitze und Kälte) als auch von den Standortbedingungen her mit extremen Verhältnissen zurecht kommen muß, wußte ich, das ist **DAS** Mittel für den Darm, das ich viele Jahre suchte.

Das Mittel wirkt durch den Saponingehalt (eine hormonähnliche Verbindung, ähnlich wie Cortison, aber ohne alle Nebenwirkungen). Es kommt bei Anwendung des Mittels im Darm zu einer unschädlichen Schaumbildung, die durch ihre enorme Oberfläche ein extremes Bindungsvermögen für Darmgifte besitzt. Das erkennt man daran, daß der Stuhl sehr oft schlagartig volumreicher wird, der Darm von gestauten Kotresten also entleert wird. Die Darmtätigkeit wird erheblich aktiviert, Gärgase intensiver abgetrieben. Wenn Sie zusätzlich die Heilerde innerlich nehmen, so bindet die Heilerde die Gifte und scheidet sie dann schneller aus.

Der Yaccakakteenextrakt scheint sich auch fettlösend auf

Gefäße und Ablagerungen in allen Regionen des Körpers auszuwirken. Obwohl eine definitive weitreichende Therapie mehrere Monate benötigen mag, ist eine Besserung nicht selten schon nach Tagen erkennbar, Arthritis wird in vielen Fällen allmählich gebessert, Wasseransammlungen bei Herzmuskelschwäche, Lymphstauungen und Gelenkschwellungen bilden sich zurück, hoher Blutdruck normalisiert sich.

Aus meinen Büchern und Vorträgen wissen Sie, wie wichtig gerade für »Krebse« ein gesunder Darm ist. Das Präparat Golden Yacca Plus besitzt tatsächlich alle Eigenschaften, einen kranken Darm gesunden zu lassen. Ganz besonders ist es deswegen auch für die Krebspatienten geeignet, weil noch zusätzlich Weizengrassaft darin enthalten ist. Dadurch erhalten wir nicht nur eine große Menge Vitamin A (bester Schutzfaktor bei Krebs) und Chlorophyll (bedeutsam für die Zellatmung) sowie einen hohen Selenanteil, besonders wichtig bei Krebs, auch da es den Körper von Schwermetallen entgiftet, deswegen auch wichtig für die Amalgamausleitung. Außerdem ist Laetril (B17) enthalten. Dieses gilt als Anti-Krebs-Vitamin, da es Krebszellen zerstört, ohne gesunde Zellen anzugreifen. Untersuchungen in Texas sprechen davon, daß Krebsbildungen um 99 % reduziert wurden, durch Weizengrassaft.

Seine Wirkung ist darauf zurückzuführen, daß die Kombination von 50 % Yucca Schidigera und 50 % Gerstengrün in einem besonderen Aufbereitungsverfahren ohne Qualitätsverlust, ohne Erhitzen und ohne herkömmliche haltbarmachende Methoden hergestellt wird. Ein Verfahren, das in 20jähriger Foschungsarbeit entstanden ist und wegen der Erhaltung der Nähr- und Wirkstoffe als eine Errungenschaft zum Wohle der Menschheit bezeichnet werden kann. Wenn Sie also mit Golden Yacca Plus beginnen möchten, fangen Sie erst mit 1 Kapsel täglich an und steigern dann

langsam auf 2 × 2 bis 2 × 3 Kapseln täglich. Ganz wichtig ist dabei das Trinken von 2–3 Litern täglich. Aber das wissen Sie ja schon längst von mir. Die Ernährung muß auch weiter so eingehalten werden, wie Sie es von mir aus meinen Büchern erfahren haben.
Fangen Sie an aufzuschreiben, wie Sie sich im Augenblick fühlen. Stichpunkte genügen. Vielleicht können Sie mir 1 × im Monat Ihre Notizen zukommen lassen? Ich möchte die Studie über 1 bis 2 Jahre gehen lassen und dann darüber berichten. Mit Ihren Berichten unter dem Motto: Kranke helfen Kranken.
Ich bedanke mich schon jetzt ganz herzlich für Ihre Mithilfe.

Eine Familienpackung mit 210–230 Kapseln reicht für ca. 2 Monate und kostet derzeit 180,– DM (Stand 1992). Bestellungen können über den Vier Flamingos Verlag, Postfach 15 28, 4440 Rheine erfolgen. Tel. 0 5971/7 0092.

Ich habe Krebs! Na und?

Die Autorin Gisela Friebel-Röhring schreibt:

Jedes Jahr erkranken über 200 000 Menschen in unserem Land an Krebs. Die Medizin ist oft machtlos. Das Urteil Krebs löst Panik und Todesängste aus. Ich selbst bin an Krebs erkrankt und habe einen Weg aus der Hoffnungslosigkeit gefunden und lebe noch immer. Ich habe erkannt, daß es an uns ganz allein liegt, ob wir diese Krankheit besiegen oder nicht. Das Buch wird Kraft zum Weiterkämpfen geben.

ISBN 3-87310-001-0 · DM 12,–

Ich habe Krebs – und lebe noch immer

Trotz steigender Ausgaben im Gesundheitswesen sterben heute immer mehr Leute an Krebs. Allein 1987 waren ein Viertel aller Sterbefälle auf eine Krebserkrankung zurückzuführen. Durch falsche Diagnosen und Therapien werden nicht nur Krebspatienten gefährdet. Frau Friebel-Röhring hatte Krebs, wurde operiert und chemotherapeutisch behandelt. Als sie feststellte, daß es ihr dadurch immer schlechter ging, begann sie sich mit Mitteln der Naturheilkunde selbst zu helfen. Im vorliegenden Buch gibt sie viele praktische Ratschläge und beschreibt, warum die einzelnen Mittel wirken.

Alles hat sie selbst ausprobiert. Obwohl ihr ein Arzt prophezeite, daß sie spätestens in einem Jahr »angekrochen« käme, lehnte sie bis zum heutigen Tage jede weitere ärztliche Behandlung strikt ab. Fünf Jahre nach der Operation und Chemotherapie fühlte sie sich wohler denn je. In Büchern und Vorträgen gibt Frau Friebel-Röhring bis heute Anstöße zum Weiterkämpfen. »Ich habe Krebs – und lebe noch immer« ist nicht nur für Krebspatienten ein wichtiger Ratgeber.

ISBN 3-928306-02-2
DM 12,–

Ärzte sind nicht allwissend

In diesem Buch geht Gisela Friebel-Röhring Irrtümern und Fehlentwicklungen der Schulmedizin nach. Sie zeigt auf, welche schlimmen Folgen es für den Patienten haben kann, wenn sich die ärztliche Behandlung auf Stahl, Strahl und Chemie beschränkt und dabei die Seele des Kranken außer acht läßt. Vor allem geht es der Autorin darum, daß in der Medizin wieder die natürlichen Heilmittel eingesetzt werden, mit denen erstaunliche Erfolge ohne schädliche Nebenwirkungen erzielt werden können.

ISBN 3-87310-002-9
DM 10,–

Essen Sie gern Tapetenkleister?

Die bekannte Autorin Gisela Friebel-Röhring setzt sich in diesem Buch mit Fragen der richtigen Ernährung auseinander. Sie zeigt auf, daß viele und schwere Erkrankungen durch falsche Ernährung verursacht sind, weil wir alle uns von der Werbung hinters Licht führen lassen und unserem Körper nicht zu jeder Jahreszeit die Nahrungsmittel zuführen, die er braucht.

Das Buch ist eine echte Hilfe auf dem Weg zu einer gesunden Ernährung.

ISBN 3-87310-003-7
DM 10,–

Sind wir schon alle Versuchskarnickel?

Gisela Friebel / Dr. med. Klaus Hoffmann

Der Titel ist genauso provokativ wie der alltägliche Umgang mit Menschen in den Bereichen Medizin, Pharmazie, Chemie, Umwelt usw. Die Autoren machen bewußt, daß jeder von uns schon längst ein Versuchskarnickel ist und als Spielball vielerlei Interessen dient. Wissenschaftler »forschen« besonders in Medizin und Technik – Menschen bleiben auf der Strecke. Viele sind sich ihres Mißbrauchs nicht bewußt. Allerdings zeigen die Autoren auch

Lösungen in dem Chaos auf. Wenn schon Versuchskarnickel, dann sein eigenes! So werden Erfahrungen und Hinweise gegeben, wie man auf ungefährliche Art und Weise besonders im gesundheitlichen Bereich zu eigenem Vorteil – meist erfolgreich – Versuchskarnickel wird. Welch ein Buch!

ISBN 3-928306-03-0
DM 12,–

Nahrung für deine Seele

Gisela Friebel / Dr. med. Klaus Hoffmann

»Nahrung für deine Seele« ist in erster Linie eine Hilfestellung für verzweifelte Angehörige psychisch Erkrankter. Aber auch Therapeuten, die auf dem Weg sind, wirklich helfen zu wollen, können damit arbeiten. Die Autoren verweisen auf vollkommen neue Wege, die auch jeder Laie gefahrlos gehen kann. Das Buch ist ein Wegweiser für die richtigen Nährstoffe und Verfahren, wie man psychisch Kranken wirklich helfen kann. Da es sich hier um ein so brisantes Thema handelt, kommen auf weiten Strecken Fachexperten zu Wort. Es wird über die Nebenwirkungen von Medikamenten sowie Elektroschocks aufgeklärt. Auch werden ganz konkrete Hinweise gegeben, wo man Hilfe bekommen kann.

ISBN 3-927518-01-8
DM 14,80

Rheuma heilt man anders

Dr. med. Klaus Hoffmann, Rheine

Provokativ sind nicht nur der Titel dieses Buches, sondern auch die Auffassungen des Mediziners Dr. Klaus Hoffmann zur Behandlung von Rheumaerkrankungen. Abseits der üblichen schulmedizinischen Behandlungen, die der Autor in ihrer Wertigkeit sehr relativiert, werden Heilbehandlungen aufgezeigt, die aus dem üblichen Rheumadilemma führen. Die Unheilbarkeit verschiedener Rheumaerkrankungen (von Schulmedizinern behauptet) wird in Frage gestellt und anhand diverser Behandlungsprotokolle stark relativiert.

Erst verschleppte Diagnostik, Schielen auf nicht relevante Laborwerte und Außerachtlassen aller Ernährungseinflüsse und nicht zuletzt schädliche Therapieformen können das Krankheitsgeschehen bis hin zur Invalidität führen. Also nicht das Krankheitsbild selbst bedingt Unheilbarkeit, sondern wenig geeignete therapeutische Behandlungsformen.

ISBN 3-928306-01-4
DM 32,–

Gesundheit fast zum Nulltarif

von Gisela Friebel

Können verschiedene Krankheiten wie Diabetes, Rheuma, Schuppenflechte, Migräne und viele andere mehr durch dasselbe Nahrungsmittel gebessert oder geheilt werden?
Was unserem nüchternen Menschenverstand unmöglich erscheint, ist für viele bereits Realität geworden. Durch besondere Aufbereitungsformen von Getreide aus biologischem Anbau (Gärprozeß auf Milchsäurebasis), die eine weitreichende Aufnahme vieler wichtiger Inhaltsstoffe (Vitamine, Spurenelemente, Enzyme) gewährleisten, lassen sich Stoffwechselprozesse gründlich beeinflussen. Dies kann unter Vermeidung grober Ernährungsfehler zu einer so weitreichenden Normalisierung des Stoffwechsels führen, daß oben genannte Krankheitsbilder in vielen Fällen erheblich gebessert oder geheilt werden können.
Erfahrungsberichte Betroffener geben Hoffnung und Mut!

ISBN 3-928306-04-9
Taschenbuch 146 S., DM 12,–

Vertrieb für alle Titel:
Vier Flamingos Verlags- und
Vertriebsgesellschaft mbH
Osnabrücker Straße 252–254
4440 Rheine

Hilfe!

Tausende Bücher. Ich suche das richtige Buch für mich. Aber wie finde ich es?
Sie wollen ein Buch kaufen? Sie haben ein Thema, das Sie interessiert, ein Problem, das Sie bedrückt? Sie suchen Informationen, die Ihnen helfen oder Ihre Fragen beantworten? Sie sind erschlagen von der Fülle der Buchtitel? Welches ist DAS RICHTIGE für mich? Das in therapeutischen Maßnahmen und Selbsthilfemethoden erfahrene Verlagsteam unseres Hauses hat aus der riesigen Auswahl von Buchtiteln und Kassetten jene ausgewählt, die für das jeweilige Thema von besonderer Bedeutung und Aktualität sind oder durch die Einfachheit und Besonderheit der Darstellung herausragen.
Die Aufgabe, Wichtiges, Informatives, aber auch zum Teil Unbekanntes für Sie herauszufiltern und zu verlegen, werden wir auch weiter verfolgen.

Dr. Klaus Hoffmann
Arzt und Verleger

Gisela Friebel-Röhring
Schriftstellerin und Verlagsleiterin

Das Unterbewußtsein
Ihr bester Verbündeter

Die Wissenschaft hat entdeckt, wie wirkungsvoll die Selbstheilungskräfte des Menschen sind.
Gibt es also in Ihrem Leben Dinge, die Sie gern ändern möchten? Zum Beispiel schlank werden, Nichtraucher werden, keine Angst mehr haben, Schmerzen lösen, sich vom Streß befreien, das Gedächtnis verbessern? Die Wissenschaft hat einen Weg gefunden, wie Sie diese und andere Ziele auf überraschend leichte Art erreichen können. Er führt über die Befreiung und Aktivierung des natürlichen Potentials Ihres Unterbewußtseins.
Bei den meisten Menschen ist durch eingeengte Vorstellungen und negative Programme das innere Kräftepotential blockiert. Solange die Blockaden nicht beseitigt sind, führen selbst größte Disziplin und eiserner Wille nicht zu einer dauerhaften Veränderung. Dr. Grünn setzt zur Bewältigung der Probleme die Subliminaltechnik ein. Sie stellt einen Durchbruch in der Arbeit mit dem Unterbewußtsein dar. In die Musik dieser Kassetten sind wirkungsvolle positive Botschaften (sog. Affirmationen) eingebettet.
Legen Sie die Kassetten ein und machen Sie es sich bequem. Ihr natürliches Kräftepotential wurde noch nie auf so angenehme und sanfte Weise aktiviert. Viele neue Möglichkeiten warten auf Sie. Lassen Sie sich überraschen.

Kleine Erklärung zu den Büchern:

Rauscher; Tödliche Mykosen
Pilze bedrohen unsere Gesundheit mehr und mehr. Sie sind scheinbar allgegenwärtig. In der Mundhöhle, Darm, in der Scheide, auf der Haut und in den Nägeln und inneren Organen. Weitgehend als Folge »neuzeitlicher« Medizin mit Mißbrauch von Antibiotika und Kortisonmißbrauch. Krank nach Therapie. Ein fatales Inszenarium.

Höting; Kraftquell Gedanke
Programmierung zur Selbstheilung und Gewinnung von Lebensglück. So könnte man kurzgefaßt die in diesem Buch behandelten Techniken zur Überwindung von Gesundheits- und Lebensrisiken bezeichnen. Ein wichtiges Buch zur Ergänzung jeder Therapie somatischer (körperbezogener) Erkrankungen.

Keider; Die fünf Tibeter
Jugendliche Erscheinung bis ins hohe Alter. Anhand von fünf einfachen Übungen tibetanischer Mönche, die für ihr jugendliches Aussehen bekannt waren, wird eine Quelle zur Vermeidung vorzeitigen Alterns und früher Vergreisung dargelegt. Ein hochinteressantes Buch.

Dr. Ziff; Amalgam
Medizinische Hochschulen bescheinigten dem Zahnmaterial Amalgam, dessen Hauptbestandteil hochgiftiges Quecksilber ist, reihenweise Unbedenklichkeit. Möglicherweise sind jedoch allein in der BRD Hunderttausende Menschen amalgamkrank, deren Kopfschmerzen und Migräne, Hör- und Sehstörungen, Schwindel und Depressionen, rheumatische Beschwerden und Dickdarmerkrankungen und viele weitere Erkrankungen zumindest möglicherweise auf das Konto von Amalgam zurückzuführen ist. In Japan wurde Amalgam schon 1988 verboten.

Dr. Siegel; Liebe, Medizin und Wunder
Eine andere Form von Medizin fernab der seelenlosen Apparatemedizin wird von dem Chirurgen Dr. Siegel nicht nur beschrieben, sondern selbst praktiziert. Die Droge Arzt in Form der persönlichen Zuwendung, die die Entscheidungsfreiheit des Patienten nicht brutal niederknüppelt, wird in den Mittelpunkt ärztlicher Therapie gestellt. Es ist Hilfe und Anregung zugleich, für jeden Betroffenen als auch den in medizinischen Berufen arbeitenden Therapeuten.

G. Randolph, R. Moss; Allergien, Folgen von Umwelt und Ernährung

Selten hat ein Mediziner so klar, präzise und überzeugend die Ursachen und Symptome von Allergien beschrieben. Oder wußten Sie, daß eine nuschelige Sprache, Müdigkeitserscheinungen, Erschöpfugszustände, Verhaltensstörungen, Depressionen und Tobsuchtsanfälle, Gelenkrheuma und Durchfall Symptome häufig unerkannter Allergien durch Umwelteinflüsse und Nahrungsmittel sind? Der Leser wird wie ein Privatdetektiv in der Erkennung und im Aufspüren von Allergien geschult.

Napoleon Hill; Denke nach und werde reich

Viele Menschen wünschen sich materielle Unabhängigkeit. Hier erfahren Sie den einzigen reellen Weg, der dazu führt. Warum gibt es Menschen, die scheinbar zum Erfolg verurteilt sind, und andere, die an den Klippen ihres eigenen Ichs scheitern. Die Antworten und die Schlüssel für Ihren eigenen Erfolg finden Sie in diesem Buch.

E. Thiel; Die Körpersprache

Anhand bestimmter Körpersignale schulen Sie Ihre Menschenkenntnis und den erfolgreichen Umgang mit Ihren Mitmenschen. Sie erkennen, ob er offen ist oder lügt.

Dr. J. Diamond; Der Körper lügt nicht

Dies ist ein Buch über die Kinesiologie. Diese Wissenschaft zeigt auf, daß man an der Funktion von Muskeln erkennen kann, welchen Einfluß gewöhnliche, alltägliche Dinge, wie Nahrung, unsere Kleidung, die Gedanken, die uns durch den Kopf schießen, und sogar die Musik, die wir hören, auf uns haben. Tausende von Testpersonen haben die Richtigkeit demonstriert. Jetzt können Sie es selbst mit einem einfachen Test überprüfen. Sie können Ihrem Körper Fragen über Ihre Gesundheit und Ihr Wohlbefinden stellen, und Ihr Körper wird Ihnen die entsprechende Antwort geben.

F. und S. Delarue; Impfungen, der unglaubliche Irrtum

Dieses Buch enthält eine grundlegende Studie über Impfungen aus weltweiter Forschung. Ein Buch, das in keinem Haushalt fehlen dürfte. Besonders junge Mütter sollten dieses Buch gründlich studieren, bevor sie ihre Kinder impfen lassen.

Hiermit bestelle ich beim Vier Flamingos Verlag und Vertriebsgesellschaft mbH, Postf. 1528, 4440 Rheine, Tel. 0 59 71/7 00 92 oder Fax 0 59 71/7 02 58/Stand Juli '92

Menge	Artikel	Preis	Gesamt
	Dr. Hoffmann Rheuma heilt man anders	32,–	
	Dr. Hoffmann/Friebel Nahrung für deine Seele	14,80	
	Dr. Hoffmann/Friebel Heilen ist einfach	12,–	
	Dr. Hoffmann, E. Wellmann, G. Friebel Revolution in der Küche	30,–	
	Friebel Ich habe Krebs – Na und?	12,–	
	Friebel Ich habe Krebs und lebe noch immer	12,–	
	Friebel Ärzte sind nicht allwissend	10,–	
	Friebel Essen Sie gern Tapetenkleister?	10,–	
	Friebel Sind wir schon alles Versuchskarnickel	10,–	
	Friebel Gesundheit fast zum Nulltarif	12,–	
	W. Rauscher Tödliche Mykosen	28,50	
	Zu Hause selber keimen	12,–	
	Höting Kraftquell Gedanke	24,80	
	Keider Die fünf »Tibeter«	19,–	
	Dr. Ziff Amalgam, die toxische Zeitbombe	14,80	
	Dr. Siegel Liebe, Medizin und Wunder	14,80	
	G. Randolph/R Moss Allergien: Folgen von Umwelt und Ernährung	25,80	
	Dr. Diamond Der Körper lügt nicht	26,–	
	F. u. S. Delarue Impfungen – der unglaubliche Irrtum	20,–	
	Dr. med. S. Lipmann Schnarchen – die Säge an der Liebe	33,–	
	Napoleon Hill Denke nach und werde reich	39,80	
	Erhard Thiel Die Körpersprache	25,–	

Menge	Artikel	Preis	Gesamt
	Audioaktiv Kassetten von Dr. med. Grünn		
	Einfach zuhören – und schlank werden und bleiben	29,80	
	Einfach zuhören – und Nichtraucher werden	29,80	
	Einfach zuhören – und selbstbewußter werden	29,80	
	Einfach zuhören – und das Gedächtnis verbessern	29,80	
	Einfach zuhören – und sich vom Streß befreien	29,80	
	Einfach zuhören – und die Konzentration verbessern	29,80	
	Einfach zuhören – und sich entspannen	29,80	
	Einfach zuhören – und die Angst besiegen	29,80	
	Einfach zuhören – und in Liebe und Partnerschaft glücklich werden	29,80	
	Einfach zuhören – und positiv leben	29,80	
	Einfach zuhören – und das sexuelle Erleben bereichern	29,80	
	Einfach zuhören – und erfolgreicher werden	29,80	
	Einfach zuhören – und die Kreativität wecken	29,80	
	Einfach zuhören – und sich von Depressionen befreien	29,80	
	Einfach zuhören – und wieder gut schlafen	29,80	
	Einfach zuhören – und die innere Heilkraft wecken	29,80	
	Einfach zuhören – und die Einsamkeit überwinden	29,80	
	Einfach zuhören – und effektiver arbeiten	29,80	
	Einfach zuhören – und Schmerzen lösen	29,80	
	Einfach zuhören – und Menschenkenntnis gewinnen	29,80	
	Einfach zuhören – und Freunde gewinnen	29,80	
	Einfach zuhören – und leichter lernen	29,80	
	Jeder Titel umfaßt zwei Stereo-Kassetten		
	Ano	41,–	
	pH-Teststreifen (100 Streifen)	8,–	
	Irrigator	25,–	
	Golden Jacca Plus	180,–	
	Summe:		DM
	Porto (ab 50,– DM frei)		5,–

Name: ______________________ Vorname: ______________________

Straße: ______________________ Nr. ______________________

PLZ: ____________ Wohnort: ______________________

☐ Scheck über DM ____________ liegt bei (Porto frei)

☐ per Rechnung (zzgl. Porto u. Verpackung)

____

Datum Unterschrift